中医药适宜技术

薛书奎　孙颖　潘相鹏　主编

化学工业出版社

·北京·

内容简介

　　《中医药适宜技术》共分为三章内容。第一章系统阐述了中医药适宜技术的理论基础，包括藏象理论、经络腧穴理论和气血津液理论；第二章简要介绍了传统中医药适宜技术，包括针法、灸法、拔罐、推拿、中药贴敷等；第三章介绍中医药适宜技术在临床的实际应用。本书理论与实践并重，适合各级临床医师、中医院校师生和中医药适宜技术爱好者阅读参考。

图书在版编目（CIP）数据

中医药适宜技术 / 薛书奎，孙颖，潘相鹏主编. —
北京：化学工业出版社，2023. 10
　　ISBN 978-7-122-43869-0

　　Ⅰ. ①中…　Ⅱ. ①薛…②孙…③潘…　Ⅲ. ①中国医
药学–基本知识　Ⅳ. ①R2

　　中国国家版本馆 CIP 数据核字（2023）第 136158 号

责任编辑：李少华　　　　　文字编辑：翟　珂　张晓锦
责任校对：王鹏飞　　　　　装帧设计：关　飞

出版发行：化学工业出版社
　　　　　（北京市东城区青年湖南街 13 号　邮政编码 100011）
印　　装：大厂聚鑫印刷有限责任公司
710mm×1000mm　1/16　印张 15¼　字数 277 千字
2024 年 1 月北京第 1 版第 1 次印刷

购书咨询：010-64518888　　售后服务：010-64518899
网　　址：http://www.cip.com.cn
凡购买本书，如有缺损质量问题，本社销售中心负责调换。

定　　价：58. 00 元　　　　　　版权所有　违者必究

本书编写人员名单

主　　编　薛书奎　孙　颖　潘相鹏

副 主 编　李　峰　贾丽丽　栾秀珍

编写人员　（按姓氏笔画排序）

卜庆丰　王　琼　石鹏岩

孙　颖　李　峰　杨紫文

邵中英　贾丽丽　栾秀珍

潘相鹏　薛书奎

编写说明

中医药适宜技术通常是指中医药技术，也称为"中医传统疗法""中医保健技能""中医特色疗法"，或称为"中医民间疗法"，是祖国传统医学的重要组成部分。其具有安全有效、成本低廉、简便易学等特点，在临床尤其是基层医疗机构中被广泛开展和应用。

由于中医药适宜技术在疾病预防、治疗、康复中具有独特优势，因此深入挖掘其理论内涵，总结整理其实际应用，对于继承和发展中医药特色技术具有重要的现实意义。

作者梳理相关中医药理论，结合自身医疗实践编写本书，共分为三章内容。第一章系统阐述了中医药适宜技术的理论基础，包括藏象理论、经络腧穴理论和精气血津液理论等；第二章简要介绍了传统中医药适宜技术，包括针法、灸法、拔罐、推拿、中药贴敷等；第三章介绍中医药适宜技术在临床的实际应用。本书理论与实践并重，适合各级临床医师、中医院校师生和中医药适宜技术爱好者阅读参考。

由于时间精力所限，书中疏漏之处在所难免，敬请广大读者和各位同仁批评指正！

编者
2023 年 5 月

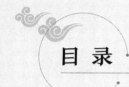

目 录

第三章　常见病的中医药适宜技术应用 / 159

第一章 中医药适宜技术的理论基础

第一节　藏象学说

　　藏象学说是研究脏腑形体官窍的形态结构、生理活动规律及其相互关系的学说。脏腑是人体五脏（心、肺、脾、肝、肾）、六腑（胆、胃、大肠、小肠、膀胱、三焦）和奇恒之腑（脑、髓、骨、脉、胆、女子胞）的总称。人体以五脏为中心，以六腑相配合，以气血精津液为物质基础，通过经络联系五脏六腑、形体官窍构成五个功能活动系统。五个系统之间互相紧密联系，使人体整体与局部、局部与局部联结成有机整体，人体与外界环境也保持统一性。

　　中医学脏腑学说以整体功能为基础，以脏腑功能现象和联系为基础来确定脏腑的概念，综合了形态与功能的双重概念，不仅具有解剖学意义，而且更重视功能与关联。

　　脏腑根据生理功能特点，分为五脏、六腑和奇恒之腑三类。

　　心、肝、脾、肺、肾合称五脏。五脏属于实体性器官，以"藏精气"为主要功能，即生化和贮藏气血、津液、精气等精微物质，主持复杂的生命活动。所以说："五脏者，藏精气而不泻也，故满而不能实"（《素问·五脏别论》）。满，指精气盈满；实，指水谷充实。满而不能实，指五脏贮藏的是精气，而非水谷或代谢产物。

　　胆、胃、小肠、大肠、膀胱、三焦合称六腑。六腑属于管腔性器官，主"传化物"，即受纳和腐熟水谷，传化和排泄糟粕，主要是对饮食物起消化、吸收、输送、排泄的作用。所以说："六腑者，传化物而不藏，故实而不能满也"（《素问·五脏别论》）。六腑传导、消化饮食物，经常充盈水谷，而不贮藏精气。因传化不藏，故虽有积实而不能充满。但应指出，所谓五脏主藏精气，六腑传化糟粕，仅是相对地指出脏和腑各有所主而已。实际上，五脏中亦有浊气，六腑中亦有精气，脏中的浊气，由腑输泄而出，腑中的精气，输于脏而藏之。

脑、髓、骨、脉、胆、女子胞六者合称奇恒之腑。奇者异也，恒者常也。奇恒之腑，形多中空，与腑相近，内藏精气，又类于脏，似脏非脏，似腑非腑，故称之为"奇恒之腑"。所以说："脑、髓、骨、脉、胆、女子胞，此六者，地气之所生也，皆藏于阴而象于地，故藏而不泻，名曰奇恒之府"（《素问·五脏别论》）。藏象学说的内容主要为脏腑、形体和官窍等。其中，以脏腑，特别是五脏为重点。五脏是生命活动的中心，六腑和奇恒之腑均隶属于五脏。

人体各组成部分之间，在形态结构上密不可分，在生理功能上互相协调，在物质代谢上互相联系，在病理上互相影响。人体的生理病理又与外界环境相通应，体现了结构与功能、物质与代谢、局部与整体、人体与环境的统一。以五脏为中心，从系统整体的观点来把握人体，是藏象学说的基本特点。

第二节　经络腧穴理论基础

经，又称经脉，有路径之意。经脉贯通上下，沟通内外，是经络系统中纵行的主干。络，又称络脉，有网络之意。络脉是经脉别出的分支，较经脉细小。经络相贯，遍布全身，形成一个纵横交错的联络网，通过有规律地循行和复杂地联络交会，组成了经络系统，把人体五脏六腑、肢体官窍及皮肉筋骨等组织紧密地联结成统一的有机整体，从而保证了人体生命活动的正常进行。所以说，经络是运行气血，联络脏腑肢节，沟通内外上下，调节人体功能的一种特殊的通路系统。

经络系统是由经脉、络脉及其连属部分构成的。经脉和络脉是它的主体。

一、经脉系统

（一）十二经脉

正经：正经有十二条，即手三阴经、足三阴经、手三阳经、足三阳经，共四组，每组三条经脉，合称十二经脉。

十二经别：十二经别是十二经脉别出的正经，它们分别起于四肢，循行于体内，联系脏腑，上出颈项浅部。阳经的经别从本经别出而循行体内，上达头面后，仍回到本经；阴经的经别从本经别出而循行体内，上达头面后，与相为表里的阳经相合。为此，十二经别不仅可以加强十二经脉中互为表里的两经之间的联系，而且因其联系了某些正经未循行到的器官与形体部位，从而补充了正经之不足。

十二经筋：十二经筋是十二经脉之气"结、聚、散、络"于筋肉、关节的体系，是十二经脉的附属部分，是十二经脉循行部位上分布于筋肉系统的总称，它有连缀百骸，维络周身，主司关节运动的作用。

十二皮部：十二皮部是十二经脉在体表一定部位上的反应区。全身的皮肤是十二经脉的功能活动反映于体表的部位，所以把全身皮肤分为十二个部分，分属于十二经，称为"十二皮部"。

（二）奇经

奇经有八，即督脉、任脉、冲脉、带脉、阴跷脉、阳跷脉、阴维脉、阳维脉，合称奇经八脉。奇经八脉有统率、联络和调节全身气血盛衰的作用。

二、络脉系统

络脉有别络、孙络、浮络之分。

别络：别络有本经别走邻经之意，共有十五支，包括十二经脉在四肢各分出的络，躯干部的任脉络、督脉络及脾之大络。十五别络的功能是加强表里阴阳两经的联系与调节作用。

孙络：孙络是络脉中最细小的分支。

浮络：浮络是浮行于浅表部位而常浮现的络脉。

三、十二经脉

（一）十二经脉的名称

1. 命名原则

内为阴，外为阳：阴阳理论贯穿于整个中医理论，经络系统亦以阴、阳来命名。其分布于肢体内侧面的经脉为阴经，分布于肢体外侧面的经脉为阳经。一阴一阳衍化为三阴三阳，相互之间具有相对应的表里相合关系。肢体内侧面的前、中、后，分别称为太阴、厥阴、少阴；肢体外侧面的前、中、后分别称为阳明、少阳、太阳。

脏为阴，腑为阳："藏精气而不泻"者称脏，为阴，"传化物而不藏"者称腑，为阳。每一阴经分别隶属于一脏，每一阳经分别隶属于一腑，各经都以脏腑命名。

主要分布于上肢的经脉，在经脉名称之前冠以"手"字；主要分布于下肢的经脉，在经脉名称之前冠以"足"字。

2. 具体名称

十二经脉的名称：手太阴肺经、手厥阴心包经、手少阴心经、手阳明大肠经、手少阳三焦经、手太阳小肠经、足太阴脾经、足厥阴肝经、足少阴肾经、足阳明胃经、足少阳胆经、足太阳膀胱经。循行分布于上肢的称手经，循行分布于下肢的称足经。分布于四肢内侧的（上肢是指屈侧）称为阴经，属脏；分布于四肢外侧（上肢是指伸侧）的称阳经，属腑。十二经脉名称分类见表1-1。

表 1-1　十二经脉名称分类表

部位	阴经 （属脏）	阳经 （属腑）	循行部位 （阴经行于内侧，阳经行于外侧）	
手	太阴肺经 厥阴心包经 少阴心经	阳明大肠经 少阳三焦经 太阳小肠经	上肢	前缘 中线 后缘
足	太阴脾经 厥阴肝经 少阴肾经	阳明胃经 少阳胆经 太阳膀胱经	下肢	前缘 中线 后缘

（二）十二经脉的走向和交接规律

1. 十二经脉的走向规律

手三阴经循行的起点是从胸部始，走向手指端；手三阳经从手指端而上行于头面部；足三阳经，从头面部下行，经躯干和下肢而止于足趾间；足三阴经脉，从足趾间上行而止于胸腹部。"手之三阴，从胸走手；手之三阳，从手走头；足之三阳，从头走足；足之三阴，从足走腹"这是对十二经脉走向规律的高度概括。

2. 十二经脉的交接规律

① 阴经与阳经交接：阴经与阳经在四肢部衔接。

如手太阴肺经在示指端与手阳明大肠经相交接；手少阴心经在小指端与手太阳

小肠经相交接；手厥阴心包经由掌中至无名指端与手少阳三焦经相交接；足阳明胃经从跗（即足背部）上至足大趾与足太阴脾经相交接；足太阳膀胱经在足小趾端与足少阴肾经相交接；足少阳胆经从跗上分出，至足大趾与足厥阴肝经相交接。

② 阳经与阳经交接：同名的手足三阳经在头面相交接。

如手足阳明经都通于鼻，手足太阳经皆通于目内眦，手足少阳经皆通于目外眦。

③ 阴经与阴经交接：手足阴经在胸腹相交接。

如足太阴经与手少阴经交接于心中，足少阴经与手厥阴经交接于胸中，足厥阴经与手太阴经交接于肺中等。

走向与交接规律之间亦有密切联系，两者结合起来，则是手三阴经，从胸走手，交手三阳经；手三阳经，从手走头，交足三阳经；足三阳经，从头走足，交足三阴经；足三阴经，从足走腹（胸），交手三阴经，构成一个"阴阳相贯，如环无端"的循行径路，这就是十二经脉的走向和交接规律。

总之，十二经的循行，凡属六脏（五脏加心包）的经脉称为"阴经"，多循行于四肢内侧及胸腹。上肢内侧者为手三阴经，由胸走手；下肢内侧者为足三阴经，由足走腹（胸）。凡属六腑的经脉称为"阳经"，多循行于四肢外侧及头面、躯干。上肢外侧者为手三阳经，由手走头；下肢外侧者为足三阳经，由头走足。阳经行于外侧，阴经行于内侧。

（三）十二经脉的分布和表里关系

1. 十二经脉的分布规律

十二经脉在体表的分布是有一定规律的。

头面部：手三阳经止于头面，足三阳经起于头面，手三阳经与足三阳经在头面部交接，所以说"头为诸阳之会"。

十二经脉在头面部分布的特点：手足阳明经分布于面额部；手太阳经分布于面颊部；手足少阳经分布于耳颞部；足太阳经分布于头顶、枕项部。另外，足厥阴经也循行至顶部。

十二经脉在头面部的分布规律：阳明在前，少阳在侧，太阳在后。

躯干部：十二经脉在躯干部分布的一般规律是足三阴经与足阳明经分布在胸、腹部（前），手三阳经与足太阳经分布在肩胛、背、腰部（后），手三阴经、足少阳经与足厥阴经分布在腋、胁、侧腹部（侧）。

在小腿下半部和足背部，肝经在前，脾经在中线。至内踝尖上八寸处交叉之后，脾经在前，肝经在中线。

2. 十二经脉的表里关系

十二经脉，通过经别和别络相互沟通，组成六对"表里相合"关系，即"足太阳与足少阴为表里，足少阳与足厥阴为表里，足阳明与足太阴为表里，是足之阴阳也。手太阳与手少阴为表里，手少阳与心主（手厥阴心包经）为表里，手阳明与手太阴为表里，是手之阴阳也"。

相为表里的两经，分别循行于四肢内外侧的相对位置，并在四肢末端交接；又分别络属于相为表里的脏腑，从而构成了脏腑阴阳表里相合关系。十二经脉的表里关系，不仅由于相互表里的两经的衔接而加强了联系，而且由于相互络属于同一脏腑，因而使互为表里的一脏一腑在生理功能上互相配合，在病理上相互影响。

（四）十二经脉的流注次序

流注，是人身气血流动不息，向各处灌注的意思。经络是人体气血运行的通道，而十二经脉则为气血运行的主要通道。气血在十二经脉内流动不息，循环灌注，分布于全身内外上下，构成了十二经脉的气血流注，又名十二经脉的流注。其流注次序为：从手太阴肺经开始，依次流至足厥阴肝经，再流至手太阴肺经。这样就构成了一个"阴阳相贯，如环无端"的十二经脉整体循行系统。

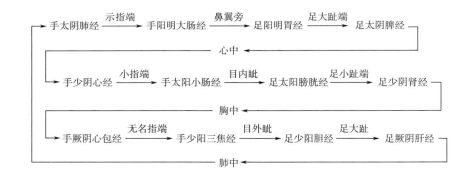

（五）十二经脉的循行

1. 手太阴肺经

（1）循行部位：手太阴肺经起于中焦，下行至脐（水分穴）附近络于大肠，复返向上沿着胃的上口，穿过横膈，直属于肺，上至气管、喉咙，沿锁骨横行至腋下（中府、云门二穴），沿着上肢内侧前缘下行，至肘中，沿前臂内侧桡骨边缘进入寸口，经大鱼际部，至拇指桡侧尖端（少商穴）。

（2）分支：从腕后（列缺穴）分出，前行至示指桡侧尖端（商阳穴），与手阳明大肠经相接（图 1-1）。

（3）联系脏腑：属肺，络大肠，通过横膈，并与胃和肾等有联系。

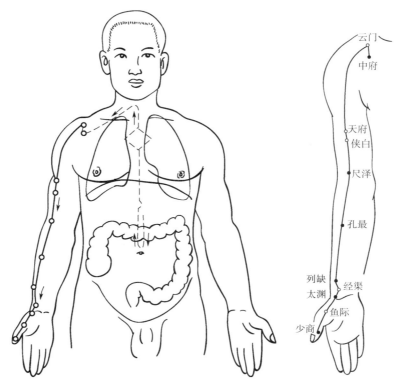

图 1-1　手太阴肺经

2. 手阳明大肠经

（1）循行部位：手阳明大肠经起于示指桡侧尖端（商阳穴），沿示指桡侧上行，经过合谷（第一、二掌骨之间）进入两筋（拇长伸肌腱和拇短伸肌腱）之间，沿上肢外侧前缘，上行至肩前，经肩髃穴（肩端部），过肩后，至项后督脉的大椎穴（第七颈椎棘突下），前行内入足阳明胃经的缺盆穴（锁骨上窝），络于肺，下行通过横膈，属于大肠。

（2）分支：从缺盆上行，经颈旁（天鼎、扶突）至面颊，入下齿龈中，复返出来夹口角，通过足阳明胃经地仓穴，绕至上唇鼻中央督脉的水沟穴（人中），左脉右行，右脉左行，分别至鼻孔两旁（迎香穴），与足阳明胃经相接（图 1-2）。

（3）联系脏腑：属大肠，络肺，并与胃经有直接联系。

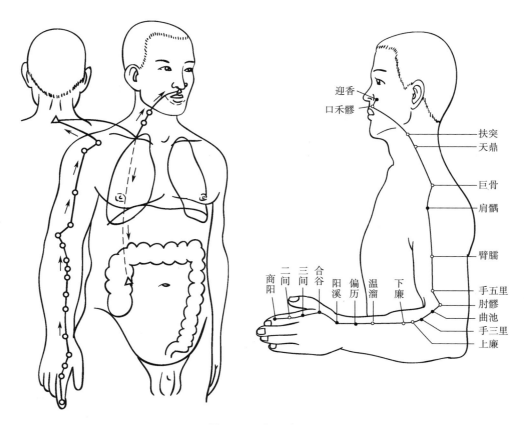

图 1-2 手阳明大肠经

3. 足阳明胃经

（1）循行部位：足阳明胃经起于鼻翼两侧（迎香穴），上行至鼻根部，旁行入目内眦与足太阳膀胱经（睛明穴）相交，向下沿鼻的外侧（承泣、四白）进入上齿龈内，复出，绕过口角左右相交于颏唇沟（承浆穴），再向后沿着下颌出大迎穴，沿下颌角（颊车穴）上行耳前，经颧弓上行，沿着前发际到达前额（会神庭穴）。

（2）分支

面部分支：从大迎穴前方下行到人迎穴，沿喉咙旁进入缺盆，向下通过横膈，属于胃（会任脉的上脘、中脘），络于脾。

缺盆部直行脉：从缺盆下行，沿乳中线下行，夹脐两旁（沿中线旁开 2 寸），至腹股沟处的气冲（又名气街）穴。

胃下口分支：从胃下口幽门处附近分出，沿腹腔深层，下行至气冲穴，与来自缺盆的直行脉会合。再由此斜向下行到大腿前侧（髀关穴）；沿下肢外侧前缘，经过膝盖，沿胫骨外侧前缘下行至足背，进入第二足趾外侧（厉兑穴）。

　　胫部分支：从膝下 3 寸（足三里穴）分出，下行至第三足趾外侧端。

　　足背分支：从足背（冲阳穴）分出，进入足大趾内侧（隐白穴），与足太阴脾经相接（图 1-3）。

　　（3）联系脏腑：属胃，络脾，并与心和小肠有直接联系。

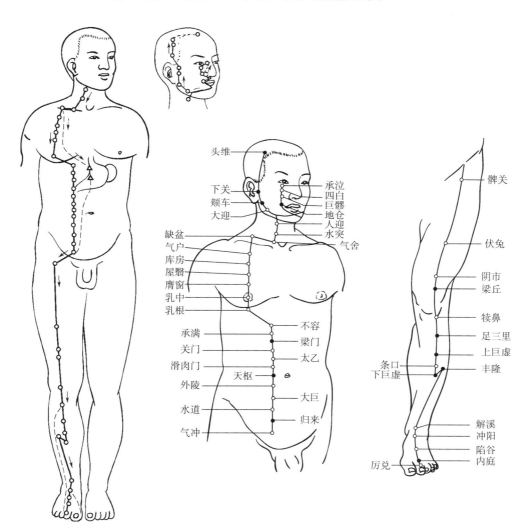

图 1-3　足阳明胃经

4. 足太阴脾经

（1）循行部位：足太阴脾经起于足大趾内侧端（隐白穴），沿足内侧赤白肉际上行，经内踝前面（商丘穴），上小腿内侧，沿胫骨后缘上行，至内踝上 8 寸处（漏谷穴），走出足厥阴肝经前面，经膝股内侧前缘至冲门穴，进入腹部，属脾络胃，向上通过横膈，夹食管旁（络大包，会中府），连于舌根，散于舌下。

（2）分支：从胃部分出，向上通过横膈，于任脉的膻中穴处注入心中，与手少阴心经相接（图 1-4）。

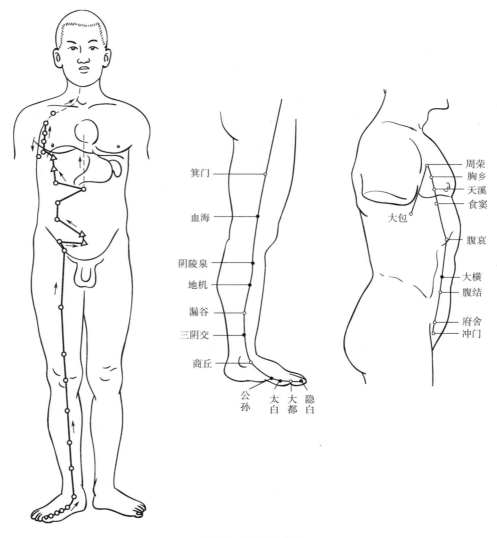

图 1-4　足太阴脾经

（3）联系脏腑：属脾，络胃，与心、肺等有直接联系。

5. 手少阴心经

（1）循行部位：手少阴心经起于心中，出来属于"心系"（心系，指心脏与其他脏器相联系的脉络），向下通过横膈至任脉的下脘穴附近，络小肠。

（2）分支

心系向上的分支：从心系上行，夹咽喉，经颈、颜面深部联系于"目系"（目系，又名眼系、目本，是眼球内连于脑的脉络）。

心系直行的分支：复从心系，上行于肺部，再向下出于腋窝下（极泉穴），沿上臂内侧后缘，行于手太阴肺经、手厥阴心包经之后，下向肘内（少海穴），沿前臂内侧后缘至腕部尺侧（神门穴），进入掌内后缘（少府穴），沿小指的桡侧出于末端（少冲穴），交于手太阳小肠经（图1-5）。

（3）联系脏腑：属心，络小肠，与肺、脾、肝、肾有联系。

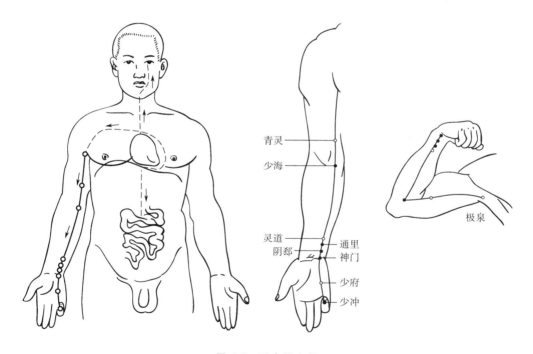

图 1-5　手少阴心经

6. 手太阳小肠经

（1）循行部位：手太阳小肠经起于小指尺侧端（少泽穴），沿手掌尺侧，直上过腕部外侧（阳谷穴），沿前臂外侧后缘上行，经尺骨鹰嘴与肱骨内上髁之间（小海穴），沿上臂外侧后缘，出于肩关节后面（肩贞穴），绕行于肩胛冈上窝（肩中俞）以后，交会于督脉之大椎穴，从大椎向前经足阳明胃经的缺盆，进入胸部深层，下行至任脉的膻中穴处，络于心，再沿食道通过横膈，到达胃部，直属小肠。

（2）分支

缺盆分支：从缺盆沿着颈部向上至面颊部（颧髎穴），上至目外眦，折入耳中（听宫穴）。

颊部分支：从颊部，斜向目眶下缘，直达鼻根进入目内眦（睛明穴），与足太阳膀胱经相接（图1-6）。

（3）联系脏腑：属小肠，络心，与胃有联系。

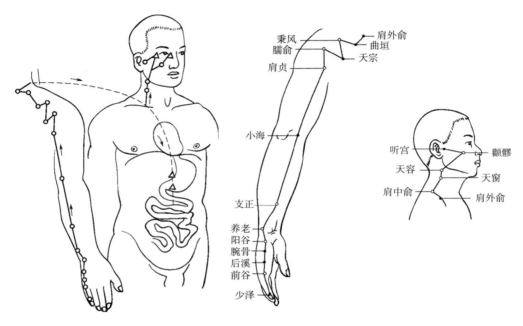

图1-6 手太阳小肠经

7. 足太阳膀胱经

（1）循行部位：足太阳膀胱经起于目内眦（睛明穴），上过额部，直至巅顶交会于督脉的百会穴。

（2）分支

巅顶部的分支：从巅顶（百会穴）分出至耳上角。

巅顶向后直行分支：从巅顶下行（至脑户穴）入颅内络脑，复返出来下行项后（天柱穴）。分为两支：其一，沿肩胛内侧（大杼穴始），夹脊旁，沿背中线旁1.5寸，下行至腰部，进入脊旁筋肉，络于肾，下属膀胱，再从腰中分出下行，夹脊旁，通于臀部，经大腿后面，进入腘窝中。其二，从肩胛内侧分别下行，通过肩胛，沿背中线旁 3 寸下行，过臀部，经过髋关节部（环跳穴），沿大腿外侧后边下行，会合于腘窝中，向下通过腓肠肌，经外踝后面（昆仑穴），在足跟部折向前，经足背外侧至足小趾外侧端（至阴穴），与足少阴肾经相接（图 1-7）。

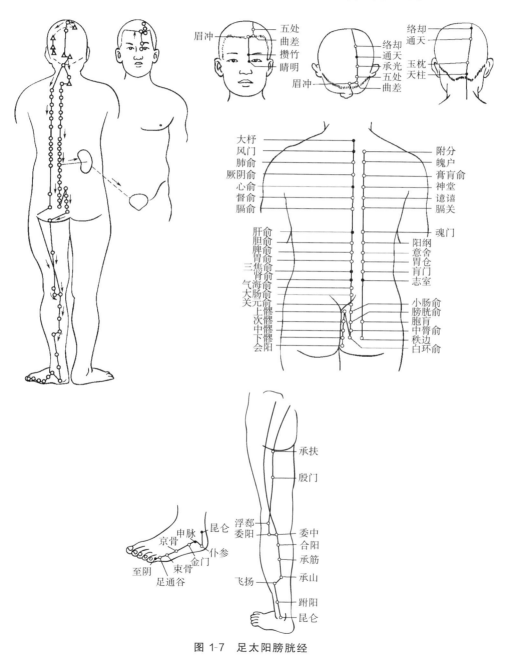

图 1-7　足太阳膀胱经

（3）联系脏腑：属膀胱，络肾，与心、脑有联系。

8. 足少阴肾经

（1）循行部位：足少阴肾经起于足小趾端，斜向于足心（涌泉穴），出于舟骨粗隆下（然骨穴），经内踝后进入足跟，再向上沿小腿内侧后缘上行，出腘窝内侧，直至大腿内侧后缘，入脊内，穿过脊柱，属肾，络膀胱。

（2）分支

腰部的直行分支：从肾上行，通过肝脏，上经横膈，进入肺中，沿喉咙，上至舌根两侧。

肺部的分支：从肺中分出，络于心，流注于胸中（膻中穴），与手厥阴心包经相接（图1-8）。

（3）联系脏腑：属肾，络膀胱，与肝、肺、心有联系。

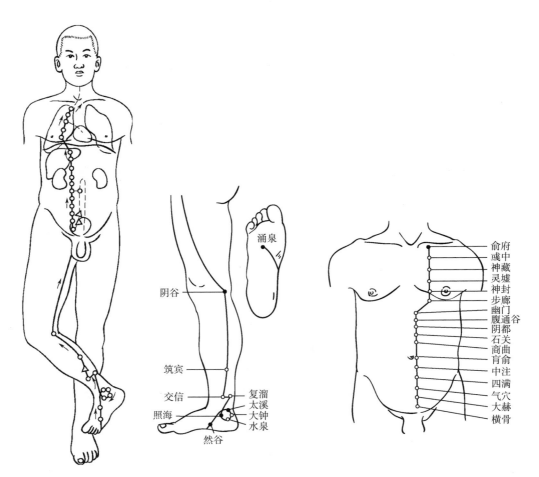

图 1-8　足少阴肾经

9. 手厥阴心包经

（1）循行部位：手厥阴心包经起于胸中，出属心包络，通过横膈，依次循序下行，通过胸部、上腹、下腹，联络三焦。

（2）分支

胸部分支：从胸中出于胁部，经腋下3寸处（天池穴），上行至腋窝，沿上肢内侧，于手太阴肺经、手少阴心经之间，直至肘中，下向前臂，走两筋（桡侧腕屈肌腱与掌长肌腱）之间，过腕部，入掌心（劳宫穴），到达中指桡侧末端（中冲穴）。

掌中分支：从掌中（劳宫穴）分出，沿着无名指尺侧至指端（关冲穴），与手少阳三焦经相接（图1-9）。

（3）联系脏腑：属心包，络三焦。

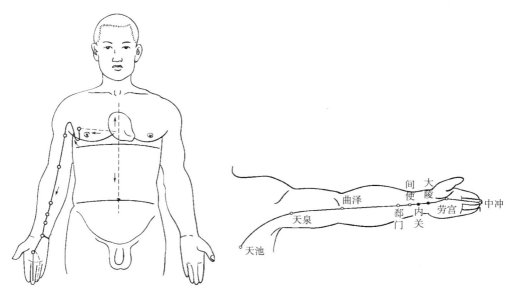

图 1-9　手厥阴心包经

10. 手少阳三焦经

（1）循行部位：手少阳三焦经起于无名指尺侧端（关冲穴），沿无名指尺侧缘，上过手背，出于前臂伸侧两骨（尺骨、桡骨）之间，直上穿过肘部，沿上臂外侧，上行至肩部，交出足少阳胆经的后面，进入缺盆，于任脉的膻中穴处散络于心包，向下通过横膈广泛遍属三焦。

（2）分支

胸中分支：从膻中穴分出，向上走出缺盆，至项后与督脉的大椎穴交会，上走至项部，沿耳后（翳风穴）上行至耳上方，再屈曲向下走向面颊部，至眼眶下（颧髎穴）。

耳部分支：从耳后（翳风穴）分出，进入耳中，出走耳前（过听宫、耳门等穴），经过上关穴前，在面颊部与前一分支相交。上行至目外眦，与足少阳胆经相接（图1-10）。

（3）联系脏腑：属三焦，络心包。

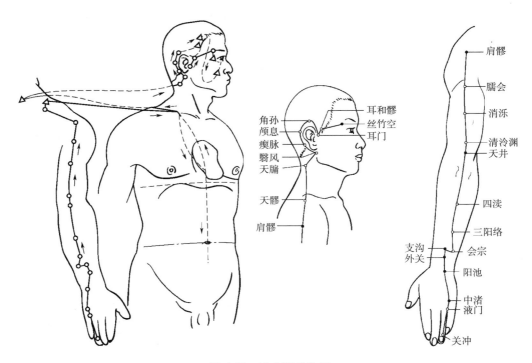

图 1-10　手少阳三焦经

11. 足少阳胆经

（1）循行部位：足少阳胆经起于目外眦（瞳子髎穴），向上到达额角部，下行至耳后（完骨穴），外折向上行，经额部至眉上（阳白穴），复返向耳后（风池穴），再沿颈部侧面行于手少阳三焦经之前，至肩上退后，交出于手少阳三焦经之后，行入缺盆部。

（2）分支

耳部分支：从耳后（完骨穴）分出，经手少阳经的翳风穴进入耳中，过手太阳经的听宫穴，出走耳前，至目外眦的后方。

眼外角分支：从眼外角分出，下行至下颌部足阳明经的大迎穴附近，与手少阳经分布于面颊部的支脉相合，其经脉向下覆盖于颊车穴部，下行颈部，与前脉会合于缺盆后，下入胸中，穿过横膈，络肝，属胆，沿胁里浅出气街（腹股沟动脉处），绕阴部毛际，横向进入髋关节部（环跳穴）。

缺盆部直行分支：从缺盆分出，向下至腋窝，沿胸侧部，经过季胁，下行至髋关节部（环跳穴）与前脉会合，再向下沿大腿外侧，出膝关节外侧，行于腓骨前面，直下至腓骨下段，浅出外踝之前，沿足背外侧进入第四足趾外侧端（足窍阴穴）。

足背分支：从足背（足临泣穴）分出，沿第一、第二趾骨间，出趾端，回转来通过爪甲，出于趾背毫毛部，接足厥阴肝经（图1-11）。

（3）联系脏腑：属胆，络肝，与心有联系。

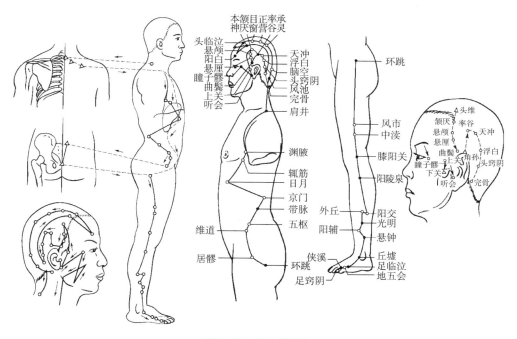

图 1-11 足少阳胆经

12. 足厥阴肝经

（1）循行部位：足厥阴肝经起于足大趾爪甲后丛毛处（大敦穴），沿足背内侧向上，经过内踝前1寸处（中封穴），上行小腿内侧（经过足太阴脾经的三阴交），至内踝上8寸处交出于足太阴脾经的后面，至膝内侧（曲泉穴），沿大腿内侧中线进入阴毛中，环绕过生殖器，至小腹，夹胃两旁。属肝，络胆，向上通过横膈，分布于胁肋部，沿喉咙之后，向上进入鼻咽部，连接目系（眼球后的脉络），上经前额到达巅顶与督脉交会。

（2）分支

目系分支：从目系走向面颊的深层，下行环绕口唇之内。

肝部分支：从肝分出，穿过横膈，向上流注于肺（交于手太阴肺经）（图 1-12）。

（3）联系脏腑：属肝，络胆，与肺、胃、肾、脑有联系。

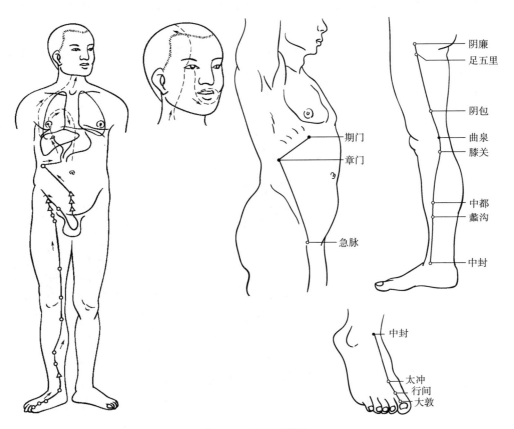

图 1-12　足厥阴肝经

附：十二经循行歌

1. 手太阴肺经

手太阴肺中焦起，下络大肠胃口行，上膈属肺从肺系，横出腋下臑内萦，
前于心与心包脉，下肘循臂骨上廉，遂入寸口上鱼际，大指内侧爪甲根，
支络还从腕后出，接次指交阳明经。

2. 手阳明大肠经

手阳明经属大肠，食指内侧起商阳，循指上廉入合谷，两骨两筋中间行，
循臂入肘上臑外，肩髃前廉柱骨旁，会此下入缺盆内，络肺下膈属大肠，
支从缺盆上入颈，斜贯两颊下齿当，挟口人中交左右，上挟鼻孔尽迎香。

3. 足阳明胃经

足阳明胃起鼻頞，互交旁约足太阳，下循鼻外入上齿，挟口环唇交承浆，
颐后大迎颊车游，耳前发际至额颅，支循喉咙入缺盆，下膈属胃络脾州，
直者下乳挟脐冲，支从胃口腹里通，下至气街中而合，遂下髀关伏兔逢，
膝膑之中循胫外，足跗中指内间疼，支者下膝三寸别，下入中指外间列，
又有支者别跗上，大指之间太阴接。

4. 足太阴脾经

太阴脾起足大趾，循趾内侧白肉际，过核骨后内踝前，上踹循胫膝股里，
股内前廉入腹中，属脾络胃上膈通，挟咽连舌散舌下，支者从胃注心宫。

5. 手少阴心经

手少阴脉起心中，下膈直络小肠承，支者挟咽系目系，直从心系上肺腾，
下腋循归后廉出，太阴心主之后行，下肘循臂抵掌后，锐骨之端小指停。

6. 手太阳小肠经

手太阳经小肠脉，小指之端起少泽，循手上腕出踝中，上臂骨出肘内侧，
两筋之间归后廉，出肩解而绕肩胛，交肩之上入缺盆，直络心中循咽嗌，
下膈抵胃属小肠，支从缺盆上颈颊，至目锐眦入耳中，支者别颊斜上颐，
抵鼻至于目内眦，络颧与足太阳接。

7. 足太阳膀胱经

足太阳经膀胱脉，目内眦上额交巅，支者从巅入耳角，直者从巅入脑间，
还出下项循肩膊，挟脊抵腰循膂旋，络肾正属膀胱胕，一支贯臀入腘传，
一支从膊别贯胛，挟肩循髀合腘行，贯踹出踝循京骨，小指外侧接至阴。

8. 足少阴肾经

足肾经脉属少阴，斜从小指趋足心，出于然谷循内踝，入跟上踹腘内寻，
上股后廉直贯脊，属肾下络膀胱深，直者从肾贯肝膈，入肺挟舌喉咙循，
支者从肺络心上，注胸交于手厥阴。

9. 手厥阴心包络经

手厥阴经心主标，心包下膈络三焦，起自胸中支出胁，下腋三寸循臑迢，
太阴少阴中间走，入肘下臂两筋招，行掌心出中指末，支从小指次指交。

10. 手少阳三焦经

手少阳经三焦脉，起于小指次指端，两指之间循表腕，出臂两骨行外关，上行贯肘循臑外，上肩交出少阳寰，入缺盆而布膻中，上络心包下膈从，循属三焦支膻中，从缺上项系耳上，下行耳颊至颋际，支从耳后耳中存，出走耳前交两颊，至目锐眦胆经论。

11. 足少阳胆经

足少阳脉胆经传，起于两目锐眦边，上抵头角下耳后，循颈行手少阳前，至肩却出少阳后，阳明缺盆之外旋，支者耳后入耳中，出走耳前锐眦逢，支别锐眦下大迎，合手少阳抵颐宫，下加颊车下颈行，合于缺盆胸中承，胁里气街毛际萦，入髀厌中脉来横，直者缺盆下腋胸，季胁下合髀厌中，下循髀阳膝外廉，下于外辅骨之前，直抵绝骨出外踝，循跗入小次趾间，支别跗上入大趾，循趾歧骨出其端，还贯爪甲出三毛，足厥阴经于此连，贯膈络肝原属胆。

12. 足厥阴肝经

足厥阴肝脉所终，起于大趾毛际丛，循足跗上上内踝，出太阴后入腘中，循股入毛绕阴器，上抵小腹挟胃通，属肝络胆上贯膈，布于胁肋循喉咙，上入颃颡连目系，出额会督顶巅逢，其支复从目系出，下行颊里交环唇，支者出肝别贯膈，上注于肺乃交宫。

四、奇经八脉

（一）奇经八脉的概念和生理特点

1. 奇经八脉的概念

奇经八脉是指十二经脉之外的八条经脉，包括任脉、督脉、冲脉、带脉、阴跷脉、阳跷脉、阴维脉、阳维脉。奇者，异也。因其异于十二正经，故称"奇经"。它们既不直属脏腑，又无表里配合。其生理功能，主要是对十二经脉的气血运行起着溢蓄、调节作用。

2. 奇经八脉的生理特点

奇经八脉的生理特点有三：①奇经八脉与脏腑无直接络属关系。②奇经八脉之间无表里配合关系。③奇经八脉的分布不像十二经脉分布遍及全身，人体的上肢无奇经八脉的分布。

其走向也与十二经脉不同，除带脉外，余者皆由下而上循行。

3. 奇经八脉的共同生理功能

① 进一步加强十二经脉之间的联系：如督脉能总督一身之阳经；任脉联系总任一身之阴经；带脉约束纵行诸脉；二跷脉主宰一身左右的阴阳；二维脉维络一身表里的阴阳。奇经八脉进一步加强了机体各部分的联系。

② 调节十二经脉的气血：十二经脉气有余时，则蓄藏于奇经八脉；十二经脉气血不足时，则由奇经"溢出"及时给予补充。

③ 奇经八脉与肝、肾等脏及女子胞、脑、髓等奇恒之腑有十分密切的关系，相互之间在生理、病理上均有一定的联系。

（二）奇经八脉的循行及其生理功能

1. 督脉的循行及其生理功能

（1）循行部位：督脉起于胞中，下出会阴，向后至尾骶部的长强穴，沿脊柱上行，经项部至风府穴，进入脑内，属脑，沿头部正中线，上至巅顶的百会穴，经前额下行鼻柱至鼻尖的素髎穴，过人中，至上齿正中的龈交穴。

（2）分支：第一支，与冲、任二脉同起于胞中，出于会阴部，在尾骨端与足少阴肾经、足太阳膀胱经的脉气会合，贯脊，属肾。第二支，从小腹直上贯脐，向上贯心，至咽喉与冲、任二脉相会合，到下颌部，环绕口唇，至两目下中央。第三支，与足太阳膀胱经同起眼内角，上行至前额，于巅顶交会，入络于脑，再别出下项，沿肩胛骨内，脊柱两旁，到达腰中，进入脊柱两侧的肌肉，与肾脏相联络（图 1-13，图 1-14）。

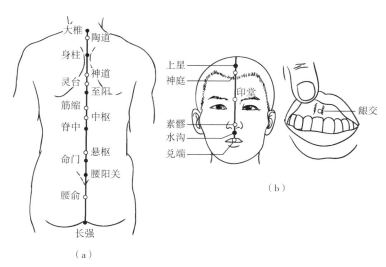

图 1-13　督脉经穴图

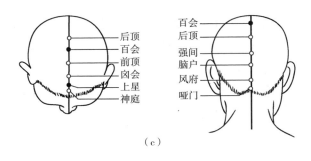

（c）

图 1-13　督脉经穴图

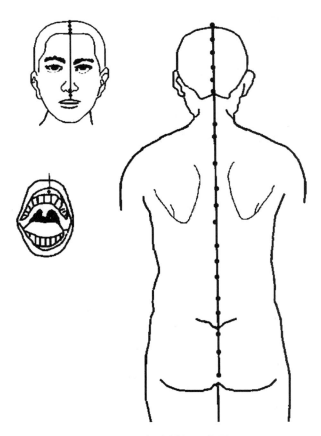

图 1-14　督脉循行示意图

（3）生理功能

① 调节阳经气血，为"阳脉之海"：督脉循身之背，背为阳，说明督脉对全身

阳经脉气具有统率、督促的作用。另外，六条阳经都与督脉交会于大椎穴，督脉对阳经有调节作用，故有"总督一身阳经"之说。

② 反映脑、肾及脊髓的功能：督脉属脑，络肾。肾生髓，脑为髓海。督脉与脑、肾、脊髓的关系十分密切。

③ 主生殖功能：督脉络肾，与肾气相通，肾主生殖，故督脉与生殖功能有关。

2. 任脉的循行及其生理功能

（1）循行部位：任脉起于胞中，下出于会阴，经阴阜，沿腹部正中线上行，经咽喉部（天突穴），到达下唇内，左右分行，环绕口唇，交会于督脉之龈交穴，再分别通过鼻翼两旁，上至眼眶下（承泣穴），交于足阳明胃经。

（2）分支：由胞中贯脊，向上循行于背部（图1-15，图1-16）。

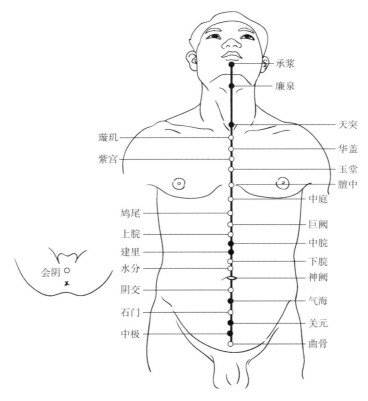

图 1-15　任脉经穴图

（3）生理功能

① 调节阴经气血，为"阴脉之海"：任脉循行于腹部正中，腹为阴，说明任脉对一身阴经脉气具有总揽、总任的作用。另外，足三阴经在小腹与任脉相交，手三

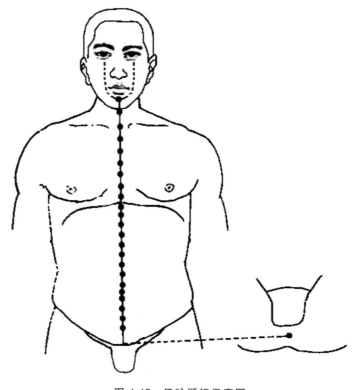

图 1-16　任脉循行示意图

阴经借足三阴经与任脉相通，因此任脉对阴经气血有调节作用，故有"总任诸阴"之说。

②调节月经，妊养胎儿：任脉起于胞中，具有调节月经，促进女子生殖功能的作用，故有"任主胞胎"之说。

3. 冲脉的循行及其生理功能

（1）循行部位：起于胞宫，下出于会阴，并在此分为二支。上行支：其前行者（冲脉循行的主干部分）沿腹前壁挟脐（脐旁五分）上行，与足少阴肾经相并，散布于胸中，再向上行，经咽喉，环绕口唇；其后行者沿腹腔后壁，上行于脊柱内。下行支：出会阴下行，沿股内侧下行到大趾间（图 1-17）。

（2）生理功能

①调节十二经气血：冲脉上至于头，下至于足，贯通全身，为总领诸经气血的要冲。当经络脏腑气血有余时，冲脉能加以涵蓄和贮存；经络脏腑气血不足时，冲脉能给予灌注和补充，以维持人体各组织器官正常生理活动的需要。故有"十二

经脉之海""五脏六腑之海"和"血海"之称。

②主生殖功能：冲脉起于胞宫，又称"血室""血海"。冲脉有调节月经的作用。冲脉与生殖功能关系密切，女性"太冲脉盛，月事以时下，故有子""太冲脉衰少，天癸竭，地道不通"。这里所说的"太冲脉"，即指冲脉而言。另外，男子或先天冲脉未充，或后天冲脉受伤，均可导致生殖功能衰退。

③调节气机升降：冲脉在循行中并于足少阴，隶属于阳明，又通于厥阴，及于太阳。冲脉有调节某些脏腑（主要是肝、肾和胃）气机升降的功能。

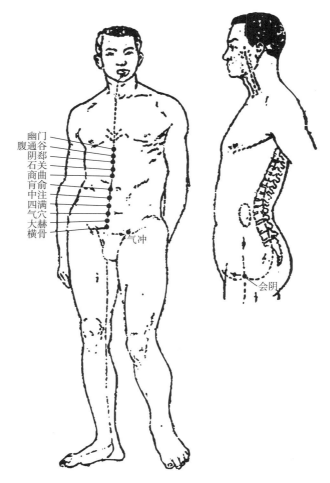

图 1-17　冲脉

4. 带脉的循行及其生理功能

（1）循行部位：带脉起于季胁，斜向下行，交会于足少阳胆经的带脉穴，绕身一周，并于带脉穴处再向前下方沿髋骨上缘斜行到少腹（图1-18）。

（2）生理功能：约束纵行的各条经脉，司妇女的带下。

5. 阴跷脉的循行及其生理功能

（1）循行部位：阴跷脉起于足跟内侧足少阴肾经的照海穴，通过内踝上行，沿大腿的内侧进入前阴部，沿躯干腹面上行，至胸部入于缺盆，上行于喉结旁足阳明胃经的人迎穴之前，到达鼻旁，连属眼内角，与足太阳膀胱经、阳跷脉会合而上行（图1-19）。

（2）生理功能：控制眼睑的开合和肌肉的运动。

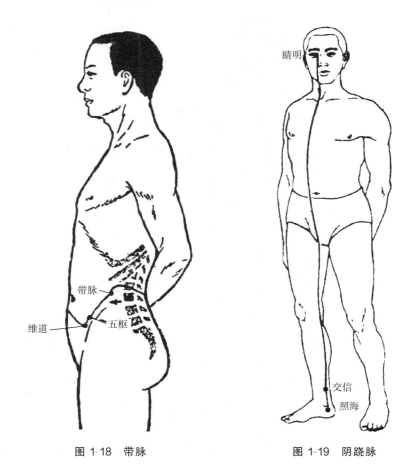

图 1-18　带脉　　　　　　　　　　图 1-19　阴跷脉

6. 阳跷脉的循行及其生理功能

（1）循行部位：阳跷脉起于足跟外侧足太阳膀胱经的申脉穴，沿外踝后上行，经下肢外侧后缘上行至腹部，沿胸部后外侧，经肩部、颈外侧，上挟口角，到达眼内角。与足太阳膀胱经和阴跷脉会合，再沿足太阳膀胱经上行与足少阳胆经会合于项后的风池穴（图 1-20）。

（2）生理功能：控制眼睑的开合和肌肉运动。

7. 阴维脉的循行及其生理功能

（1）循行部位：阴维脉起于足内踝上 5 寸足少阴肾经的筑宾穴，沿下肢内侧后缘上行，至腹部，与足太阴脾经同行到胁部，与足厥阴肝经相合，再上行交于任脉的天突穴，止于咽喉部的廉泉穴（图 1-21）。

（2）生理功能：维脉的"维"字，有维系、维络的意思。阴维具有维系阴经的作用。

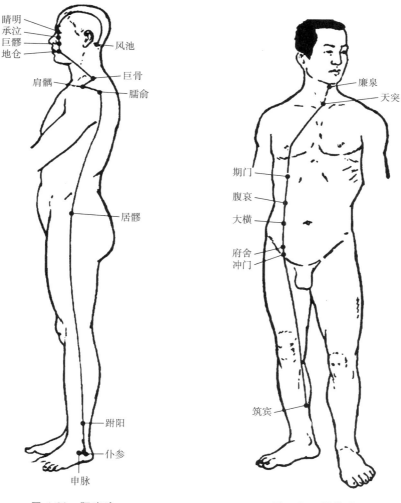

图 1-20　阳跷脉　　　　　　　图 1-21　阴维脉

8. 阳维脉的循行及其生理功能

（1）循行部位：阳维脉起于足太阳膀胱经的金门穴，过外踝，向上与足少阳胆经并行，沿下肢外侧后缘上行，经躯干部后外侧，从腋后上肩，经颈部、耳后，前行到额部，分布于头侧及项后，与督脉会合（图1-22）。

（2）生理功能：维系阳经。

五、经别、络脉、经筋、皮部

（一）经别

1. 经别的含义

经别为十二经别的简称，是十二经脉别出的，分布于胸腹和头部，沟通表里两经并加强与脏腑联系的另一经脉系统。它是包括在十二经脉范围以内的经脉，故称其为"别行的正经"。

2. 经别的循行

十二经别的循行都是从四肢开始深入内脏，然后再上至头颈浅部而表里相合。它的"离、合、出、入"的部位，虽和十二经的循行通路有密切关系，但在循行的顺逆方向上，与十二经脉的循行有显著的区别。如手三阴经的循行是从胸走手，而经别却自腋深入胸腔以后，再上行向头，合于手三阳经；手三阳经的循行是从手走头，而手三阳经别则由腋下深入内脏，然后上行至头；足三阴经的循行是从足走胸（腹），而足三阴经别却从足走头；足三阳经的循行是从头走足，足三阳经别则是从足走头。

十二经别与正经不同之处，主要表现在其循行上具有"离、合、出、入"的特点。每一条经别都是从其所属的正经分出，称作"离"（别），进入胸腹腔称"入"，于头颈部出来称"出"，又与表里经脉相合称"合"。手足三阴三阳共组成六对，称"六合"。

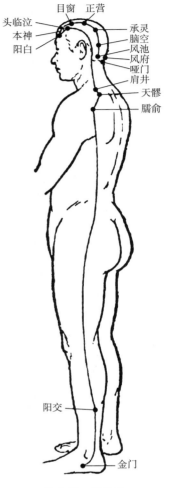

图 1-22　阳维脉

目窗　正营
头临泣
本神
阳白
承灵
脑空
风池
风府
哑门
肩井
天髎
臑俞
阳交
金门

（1）足太阳—足少阴（一合）

① 足太阳经别

别入：于腘中，其一道行至尻下 5 寸处，别行入于肛门。

别行：属于膀胱，散于肾，循膂当心入散，系舌本。

出合：从膂上出于项。

合于：足太阳。

② 足少阴经别

别入：腘中。

别行：别出一脉与足太阳相合上行至肾，当十四椎处，从而连属带脉；其直行者，从肾上行系于舌本。

出合：复出于项。

合于：足太阳。

（2）足少阳—足厥阴（二合）

① 足少阳经别

别入：上行绕髀，至毛际与足厥阴经脉相合，别者入季胁之间。

别行：循胸里，属胆本腑，散行至肝，上贯入心，上行挟咽。

出合：出于颐颔，散布于面，系目系，合眼外角。

合于：足少阳经。

② 足厥阴经别

别入：自足背别行，上至毛际。

别行：与足少阳别行的正经相合上行。

合于：足少阳经。

（3）足阳明—足太阴（三合）

① 足阳明经别

别入：上行至髀，深入腹里。

别行：属于胃腑，散行至脾，上通于心，上循咽。

出合：出于口，上行鼻柱的上部及眼眶的下方，还系目系。

合于：足阳明经。

② 足太阴经别

别入：别上至髀。

别行：与足阳明别行正经相合上行，络于咽，贯舌本。

合于：足阳明经。

（4）手太阳—手少阴（四合）

① 手太阳经别

别入：别于肩解，入于腋下。

别行：走心，系小肠。

合于：手太阳经。

② 手少阴经别

别入：入于渊腋两筋之间。

别行：属于心，上走喉咙。

出合：出于面，合目内眦。

合于：手太阳经。

（5）手少阳—手厥阴（五合）

① 手少阳经别

别入：别于巅顶，入于缺盆。

别行：下走三焦，散于胸中。

合于：手少阳经。

② 手厥阴经别

别入：别于腋下3寸天池穴处。

别行：入于胸中，连属三焦。

出合：沿喉咙，出耳后，完骨下。

合于：手少阳经。

（6）手阳明—手太阴（六合）

① 手阳明经别

别入：从手上行，循胸前膺乳之间，别于肩髃穴处，行入于天柱骨。

别行：经缺盆下入大肠，又上行联属于肺，再向上沿咽喉。

出合：出缺盆。

合于：手阳明经。

② 手太阴经别

别入：别出入于渊腋，行手少阴经之前。

别行：入走于肺，散行至大肠。

出合：上出缺盆，循喉咙。

合于：手阳明经。

3. 经别的生理功能

十二经别之中的六阳经，都要行过与其相表里的脏腑，如"足少阳之别散于肝""足阳明之别散于脾""足太阳之别散于肾"。六阴经经别也都行过本脏。这不仅说明了十二经别都和脏腑相连属,在机体内部起着濡养脏腑的作用,而且突出了阴阳两经互为表里关系,其分布与相互的关系比四肢由络脉来沟通表里组织更为密切。

十二经别辅助了十二经脉对内脏和体表的联系,体现了手足三阴三阳在表里关系上的"离、合、出、入"和相互灌注,同十二正经、十五络脉、奇经八脉等,构成了运行气血循环体系。因为每一经脉均有其自己的经别,所以某一经腧穴主治的范围并不仅仅局限在经脉的循行部位上,这也就具体地说明了经别的作用。

(二)络脉

1. 络脉的含义

络脉是自经脉别出的分支,又称"别络",主要有十五络脉。十五络脉是由十二经脉和任、督二脉的别络及脾之大络所组成的。

从络脉分出的更细小的络脉称"孙络"。分布在皮肤表面的络脉叫作"浮络"。络脉与络脉之间可以相互吻合,"复合于皮中,其会皆见于外"(《灵枢·经脉》)。络脉从大到小,分成无数细支遍布全身,将气血渗灌到人体各部位及组织中去,这样就使在经络中运行的气血,由线状流行扩展为面状弥散,对整体起营养作用。

络脉自经脉的一定穴位别出之后,就以分出之处的穴名而定名。如手太阴肺经的络脉,自列缺别出,因此这支络脉的络穴就名为"列缺"。

2. 络脉的循行

在十五络脉中,十二经脉的络脉都是从四肢肘、膝以下分出,络于相互表里的阴阳两经,从阳走阴或从阴走阳,为十二经在四肢互相传注的纽带。

任脉之络脉分布在腹部,络于冲脉;督脉之络脉分布在背部,除别走足太阳经之外,并能联络任脉和足少阴经脉;脾之大络分布在侧身部,能总统阴阳诸络。这三者在躯干部发挥其联络作用,从而加强了人体前、后、侧的统一联系。

(1)手太阴络脉

络名:列缺。

部位:在腕后 1.5 寸处。

邻经:别走手阳明经。

循行:从列缺穴分出,起于腕关节上方,通手太阴经直入掌中,散于鱼际。

(2)手少阴络脉

络名:通里。

部位:在腕后 1 寸处。

邻经:别走手太阳经。

循行：从通里穴分出，别而上行，沿经脉入于心中，向上联系舌根，归属于目系。

（3）手厥阴络脉

络名：内关。

部位：在腕后 2 寸处。

邻经：合手少阳经。

循行：从内关穴处分出，出于两筋间，沿经上行系于心包络，络于心系。

（4）手阳明络脉

络名：偏历。

部位：在腕后 3 寸处。

邻经：别入手太阴经。

循行：从偏历穴处分出，别入手太阴经，其支向上沿臂至肩髃，上面颊，络于牙齿，分支入耳中合于宗脉（指主要经脉）。

（5）手太阳络脉

络名：支正。

部位：在腕后 5 寸处。

邻经：内注手少阴经。

循行：从支正穴处分出，向上行至肘，络于肩髃部。

（6）手少阳络脉

络名：外关。

部位：在腕后 2 寸处。

邻经：合心主（厥阴）。

循行：从外关穴处分出，绕行于臂膊外侧，注于胸中，同手厥阴经会合。

（7）足阳明络脉

络名：丰隆。

部位：在足外踝上 8 寸处。

邻经：别走足太阴经。

循行：从丰隆穴处分出，走向太阴，其支脉沿胫骨外侧向上，络于头顶，与各经脉气相结，复下络于喉咙和咽峡部。

（8）足太阳络脉

络名：飞扬。

部位：足外踝上 7 寸处。

邻经：别走足少阴经。

循行：从飞扬穴分出，走向足少阴经。

（9）足少阳络脉

络名：光明。

部位：在足外踝上 5 寸处。

邻经：别走足厥阴经。

循行：从光明穴分出，走向足厥阴经，向下联络足背。

（10）足太阴络脉

络名：公孙。

部位：在距第一跖趾关节后方 1 寸处。

邻经：别走足阳明经。

循行：从公孙穴处分出，走向足阳明经，其支脉入腹腔，联络肠胃。

（11）足少阴络脉

络名：大钟。

部位：在内踝后下方。

邻经：别走足太阳经。

循行：从大钟穴处分出，走向足太阳经。其支脉与本经相并上行，走到心包下，外行通贯腰脊。

（12）足厥阴络脉

络名：蠡沟。

部位：在足内踝上 5 寸处。

邻经：别走足少阳经。

循行：从蠡沟穴分出，走向足少阳经。其支脉经过胫骨，向上至睾丸，结聚在阴茎处。

（13）任脉之络

络名：鸠尾。

部位：在胸骨剑突下。

邻经：督脉。

循行：从鸠尾穴处分出，自胸骨剑突下行，散布在腹部。

（14）督脉之络

络名：长强。

部位：在尾骨尖下 0.5 寸处。

邻经：别走足太阳经。

循行：从长强穴处分出，挟脊柱两旁，上行到项部，散布在头上。下行的络脉，从肩胛部开始，向左右别走足太阳经，进入脊柱两旁的肌肉。

（15）脾之大络

络名：大包。

部位：出渊腋下3寸处。

邻经：联络周身之血。

循行：从大包穴处分出，出于渊腋下3寸处，脉气散布在胸胁部。

3. 络脉的生理病理功能

在阴阳表里经脉之间起纽带作用，参与十二经脉的整体循环。其病变特点是：十五络脉所反映的病候，主要偏重于四肢体表的疾患，多为局部病变。

（三）经筋

1. 经筋的含义

经筋为十二经筋的简称，是十二经的经气濡养筋肉骨节的体系，是附属于十二经脉的筋膜系统，是经脉经气在人体四肢百骸、骨骼筋肉之间运行的另一径路。因其运行于体表筋肉，故称经筋。经筋也分手足三阴三阳，其数目与经脉相同，其循行道路也多与经脉相接。

2. 经筋的循行

十二经筋的走向及分布，基本上和十二经脉的循行相一致。但是，十二经脉有顺逆之不同，而经筋走向皆起于四肢指爪之间，在踝、腘、膝、臀、腕、肘、腋、髀、颈结聚，终结于头面等处，沿行于体表，不入内脏，而与他经相结。

（1）手太阴经筋

手太阴经筋，起始于大拇指之上，沿大拇指上行，结于鱼际，行寸口外侧，上行沿前臂，结于肘中，向上经过上臂内侧，进腋下，出缺盆，结于肩髃前方，其上方结于缺盆，自腋下行的从下方结于胸里，散布于膈，与手厥阴之筋在膈下会合，结于季胁处。

（2）手阳明经筋

手阳明经筋，起始于示指桡侧末端，结于腕背部上，向上沿前臂，结于肘外侧，上经上臂外侧，结于肩髃部。分出支经绕肩胛，夹脊，直行的经筋从肩髃上走颈，分支走向面颊，结于鼻旁颧部，直上行的走手太阳经筋之前，上左侧额角者，结络于头部，向下至右侧下颌。

（3）足阳明经筋

足阳明经筋，起始于足次趾、中趾及无名趾，结于足背，斜向外行加附于腓骨，上结于胫骨外侧，直上结于髀枢，又向上沿胁部，属于脊。其直行者，上沿胫骨，结于膝部，分支之筋，结于腓骨部，与足少阳经筋相合，其直行的沿伏兔上行，结于大腿面，而会聚于阴器，再向上分布到腹部，至缺盆处结集，再向上至颈，夹口两旁，合于鼻旁颧部，相继下结于鼻，从鼻旁合于足太阳经筋。太阳经筋散络于目上，为目上纲，阳明经筋散络目下，为目下纲。另一分支之筋，从面颊而结于耳前部。

（4）足太阴经筋

足太阴经筋，起始于大趾内侧端，上行结于内踝，直行向上结于膝内辅骨（胫骨内髁部），向上沿着大腿内侧，结于股骨前，会聚于阴器部，向上到腹部，结于脐，沿着腹内，结于肋骨，散于胸中，其内的经筋则附着于脊旁。

（5）手少阴经筋

手少阴经筋，起于小指内侧，结于腕后豌豆骨处，向上结于肘内侧，上入腋内，交手太阴经筋，循行于乳的内侧，而结于胸部，沿膈向下，联系于脐部。

（6）手太阳经筋

手太阳经筋，起始于小指之上，结于腕背，上沿前臂内侧，结于肱骨内上髁后，进入并结于腋下。其分支走肘后侧，向上绕肩胛部，沿颈旁出走太阳经筋的前方，结于耳后乳突部，分支进入耳中，直行的出于耳上，向下结于下颌，上方的连属于眼外角。

（7）足太阳经筋

足太阳经筋，起始于足小趾，上行结于外踝，斜上结于膝，下方沿足外侧结于足跟，向上沿跟腱结于腘窝部。其分支结于腓肠肌（腨外），上向膝腘内侧，与腘窝部一支并行上结于臀部，向上挟脊旁，上后项，分支入结于舌根；直行者，结于枕骨，上向头项，由头的前方下行到颜面，结于鼻部，分支形成"目上纲"，下边结于鼻旁。背部的分支，从腋后外侧，结于肩髃部位，一支进入腋下，向上出缺盆，上方结于耳后乳突（完骨），又有分支从缺盆出来，斜上结于鼻旁部。

（8）足少阴经筋

足少阴经筋，起始于小趾之下，入足心部，同足太阴经筋，斜走内踝下方，结于足跟，与足太阳经筋会合，向上结于胫骨内髁下，同足太阴经筋一起上行，沿大腿内侧，结于阴部，沿膂（脊旁肌肉）里夹脊，上后项结于枕骨，与足太阳经筋会合。

（9）手厥阴经筋

手厥阴经筋，起始于中指，与手太阴经筋并行，结于肘部内侧，上经上臂的内侧，结于腋下。分支进入腋内，散布于胸中，结于膈部。

（10）手少阳经筋

手少阳经筋，起始于无名指末端，结于腕背，走向臂外侧，结于肘尖部，向上绕行于上臂外侧，上循肩部，走到颈部会合于手太阳经筋。其分支当下颌角部进入，联系舌根，一支上下颌处沿耳前，属目外眦，上达颞部，结于额角。

（11）足少阳经筋

足少阳经筋，起于第四趾，上结外踝，再向上沿胫外侧结于膝外侧。其分支另起于腓骨部，上走大腿外侧，前面结于伏兔（股四头肌部），后面的结于骶部，其直行的，经侧腹季胁，上走腋前方，联系胸侧和乳部，结于缺盆，其直行的上出腋部，通过缺盆，走向足太阳经筋的前方，沿耳后上绕额角，交会于头顶，向下走向下颌，上方结于鼻旁，分支结于目外眦，为眼的外维。

（12）足厥阴经筋

足厥阴经筋，起始于足大趾的上边，向上结于内踝前方，向上沿胫骨内侧，结于胫骨内髁之下，再向上沿大腿内侧，结于阴器部位而与诸筋相联络。

（四）皮部

1. 皮部的含义

皮部为十二皮部的简称，是十二经脉功能活动反映于体表的部位，是经络之气散布的区域，即全身体表皮肤按十二经脉分布划分的十二个部位。经脉、经别、络脉、经筋，大体上都是分手足三阴三阳。在体表的皮肤也是按经络来分区，故称十二皮部。

2. 皮部的名称

十二皮部合为六经皮部，各有专名，其名称见表1-2。

表 1-2　六经皮部名称

六经名	太阳	阳明	少阳	太阴	少阴	厥阴
皮部名	关枢	害蜚	枢持	关蛰	枢儒	害肩

3. 皮部的生理功能

十二皮部属于人体的最外层，又与经络气血相通，为机体卫外的屏障，具有保卫机体、抗御外邪和反映病理变化的作用。"皮者脉之部也。邪客于皮则腠理开，开则邪入客于络脉，络脉满则注于经脉，经脉满则入舍于府藏也"（《素问·皮部论》）。皮肤针、刺络、敷贴等法，都是结合皮部理论运用的。

六、经络的生理功能

经络纵横交贯，遍布全身，将人体内外、脏腑、肢节、官窍联结成为一个有机的整体，在人体的生命活动中，具有十分重要的生理功能。构成经络系统和维持经络功能活动的最基本物质，称之为经气，经气运行于经脉之中，故又称脉气。经气是人体中气的一部分，为一种生命物质，在其运行、输布过程中，表现为经脉的运动功能和整体的生命机能。气无形而血有质，气为阳，血为阴，一阴一阳，两相维系，气非血不和，血非气不运。所以人之一身皆气血之所循行。运行于经脉之气，实际上包括了气以及由气化生的血、精、津液等所有生命所必需的营养物质，概言之为气血而已。故称经脉是运行气血的通路。

《灵枢·经脉》曾经指出："经脉者，所以决死生，处百病，调虚实，不可不通。"这里概括说明了经络系统在生理、病理和防治疾病方面的重要性，又可理解为经络系统有以下几方面的功能。

（一）联系作用

人体是由五脏六腑、四肢百骸、五官九窍、皮肉脉筋骨等组成的，它们虽各有不同的生理功能，但又共同进行着有机的整体活动，使机体内外、上下保持协调统一，构成一个有机的整体。这种有机配合，相互联系，主要是依靠经络的沟通、联络作用实现的。由于十二经脉及其分支的纵横交错，入里出表，通上达下，相互络属于脏腑，奇经八脉联系沟通十二正经，十二经筋、十二皮部联络筋脉皮肉，从而使人体的各个脏腑组织器官有机地联系起来，构成了一个表里、上下彼此之间紧密联系、协调共济的统一体。所以说："夫十二经脉者，内属于脏腑，外络于肢节"（《灵枢·本脏》）。

（二）感应作用

经络不仅有运行气血营养物质的功能，而且还有传导信息的作用。所以，经络也是人体各组成部分之间的信息传导网。当肌表受到某种刺激时，刺激量就沿着经脉传于体内有关脏腑，使该脏腑的功能发生变化，从而达到疏通气血和调整脏腑功能的目的。脏腑功能活动的变化也可通过经络而反映于体表。经络循行四通八达而至机体每一个局部，从而使每一局部成为整体的缩影。针刺中的"得气"和"行气"现象，就是经络传导感应作用的表现。

（三）濡养作用

人体各个组织器官，均需气血濡养才能维持正常的生理活动。而气血通过经络循环贯注而通达全身，发挥其营养脏腑组织器官、抗御外邪保卫机体的作用。所以说："经脉者，所以行血气而营阴阳，濡筋骨，利关节者也"（《灵枢·本脏》）。

（四）调节作用

经络能运行气血和协调阴阳，使人体机能活动保持相对的平衡。当人体发生疾病时，出现气血不和及阴阳偏胜偏衰的证候，可运用针灸等治法以激发经络的调节作用，以"泻其有余，补其不足，阴阳平复"（《灵枢·刺节真邪》）。

七、经络学说的应用

1. 阐释病理变化

在正常生理情况下，经络有运行气血，感应传导的作用。所以在发生病变时，经络就可能成为传递病邪和反映病变的途径。"邪客于皮则腠理开，开则入客于络脉，络脉满则注于经脉，经脉满则入舍于脏腑也"（《素问·皮部论》）。经络是外邪从皮毛腠理内传于五脏六腑的传变途径。由于脏腑之间有经脉沟通联系，所以经络还可成为脏腑之间病变相互影响的途径。如足厥阴肝经挟胃、注肺中，所以肝病可犯胃、犯肺；足少阴肾经入肺、络心，所以肾虚水泛可凌心、射肺。至于相为表里的两经，更因络属于相同的脏腑，因而使相为表里的一脏一腑在病理上常相互影响，如心火可下移小肠，大肠实热，腑气不通，可使肺气不利而喘咳胸满等。

经络是外邪由表入里和脏腑之间病变相互影响的途径。通过经络的传导，内脏的病变可以反映于外，表现于某些特定的部位或与其相应的官窍。如肝气郁结常见两胁、少腹胀痛，这就是因为足厥阴肝经抵小腹、布胁肋；真心痛，不仅表现为心前区疼痛，且常引及上肢内侧缘，这是因为手少阴心经行于上肢内侧后缘。其他如胃火炽盛见牙龈肿痛，肝火上炎见目赤等。

2. 指导疾病的诊断

由于经络有一定的循行部位和络属的脏腑，它可以反映所属经络脏腑的病证，因而在临床上，就可根据疾病所出现的症状，结合经络循行的部位及所联系的脏腑，作为诊断疾病的依据。例如：两胁疼痛，多为肝胆疾病；缺盆中痛，常是肺的病变。又如头痛一证，痛在前额者，多与阳明经有关；痛在两侧者，多与少阳经有关；痛在后头部及项部者，多与太阳经有关；痛在巅顶者，多与厥阴经有关。《伤寒论》的六经辨证，也是在经络学说基础上发展起来的辨证体系。在临床实践中，还发现在经络循行的通路上，或在经气聚集的某些穴位处，有明显的压痛或有结节状、条索状的反应物，或局部皮肤的形态变化，也常有助于疾病的诊断。如肺脏有病时可在肺俞穴出现结节或中府穴有压痛，肠痈可在阑尾穴有压痛，长期消化不良的患者可在脾俞穴见到异常变化等。"察其所痛，左右上下，知其寒温，何经所在"（《灵枢·官能》），就指出了经络对于指导临床诊断的意义和作用。

3. 指导疾病的治疗

经络学说被广泛地用以指导临床各科的治疗。特别是对针灸、按摩和药物治疗，更具有重要指导意义。

针灸与按摩疗法，主要是根据某一经或某一脏腑的病变，而在病变的邻近部位或循行的远隔部位上取穴，通过针灸或按摩，以调整经络气血的功能活动，从而达到治疗的目的。而穴位的选取，就必须按经络学说进行辨证，断定疾病属于何经后，根据经络的循行分布路线和联系范围来选穴，这就是"循经取穴"。

药物治疗也要以经络为渠道，通过经络的传导转输，才能使药到病所，发挥其治疗作用。在长期临床实践的基础上，根据某些药物对某一脏腑经络有特殊作用，确定了"药物归经"理论。金元时期的医家，发展了这方面的理论，张洁古、李杲按照经络学说，提出"引经报使"药，如治头痛，属太阳经的可用羌活，属阳明经的可用白芷，属少阳经的可用柴胡。羌活、白芷、柴胡，不仅分别归手足太阳、阳明、少阳经，且能引他药归入上述各经而发挥治疗作用。

此外，当前被广泛用于临床的针刺麻醉，以及耳针/电针、穴位埋线、穴位结扎等治疗方法，都是在经络学说的指导下进行的，并使经络学说得到一定的发展。

经络系统遍布全身，气、血、津液主要靠经络为其运行途径，才能输布人体各部，发挥其濡养、温煦作用。脏腑之间，脏腑与人体各部分之间，也是通过经络维持其密切联系，使其各自发挥正常的功能。所以经络的生理功能，主要表现在沟通内外，联络上下，将人体各部组织器官联结成为一个有机的整体，通过经络的调节作用，保持着人体正常生理活动的平衡协调。经络又能将气血津液等维持生命活动的必要物质运送到全身，使机体获得充足的营养，从而进行正常的生命活动。此外，经络又是人体的信息传导网，它能够接受和输出各种信息。

第三节　精气血津液学说

精、气、血、津液是人体生命活动的物质基础，其运动变化规律也是人体生命活动的规律；精、气、血、津液的生成和代谢，有赖于脏腑经络及组织器官的生理活动，而脏腑经络及组织器官的生理活动，又必须依靠气的推动、温煦等作用，以及精、血、津液的滋养和濡润，因此，精、气、血、津液与脏腑经络及组织器官的生理和病理有着密切关系。

气与精、血、津液分阴阳。其中气为阳，阳主动，具有推动、温煦等作用，宜运行不息而不宜郁滞；精、血、津液为阴，阴主静，具有滋养、濡润作用，宜宁谧、秘藏而不宜妄泄。

气与精、血、津液的相互化生与转化，体现了在生命活动中，形化为气，气化为形，精血同源、津血同源，精、津液化而为血，血涵蕴精与津液。气和血是构成人体和维持人体生命活动的两大基本物质。

一、精

（一）精的基本概念

1. 精的哲学含义

中医学精、气、血、津液学说中精的概念，起源于中国古代哲学气一元论中的"精气说"。在中国古代哲学思想发展史上，气的概念演变过程中，以《管子》为代表将气范畴规定为精、精气，提出了精气说，认为精气是最细微而能变化的气，是最细微的物质存在，是世界的本原，是生命的来源。

《管子》精气说中的精、精气与气一元论的气范畴的含义同义。精、精气即是气，是形成天地万物和人类的精微物质，是最细微的物质存在。精气说是一种接近原子论的唯物主义思想。

2. 精的医学含义

精（精气）在中医学上，其义有五。

（1）精泛指构成人体和维持生命活动的基本物质。"夫精者，身之本也"（《素问·金匮真言论》）。精包括先天之精和后天之精。禀受于父母，充实于水谷之精，而归藏于肾者，谓之先天之精；由饮食物化生的精，称为水谷之精。水谷之精输布到五脏六腑等组织器官，便称为五脏六腑之精。泛指之精又称为广义之精。

（2）精指生殖之精，即先天之精。系禀受于父母，与生俱来，为生育繁殖，构成人体的原始物质。"两神相搏，合而成形，常先身生，是谓精"（《灵枢·决气》）。生殖之精又称为狭义之精。

（3）精指脏腑之精，即后天之精。脏腑之精来源于摄入的饮食物，通过脾胃的运化及脏腑的生理活动，化为精微，并转输到五脏六腑，故称为五脏六腑之精。

（4）精是精、血、津、液的统称，"精有四：曰精也，曰血也，曰津也，曰液也"（《读医随笔·气血精神论》）。实为生命物质气、血、精、津、液的概称。

（5）精指人体正气。"邪气盛则实，精气夺则虚"（《素问·通评虚实论》），"邪气有微甚，故邪盛则实；正气有强弱，故精夺则虚"（《类经·疾病类》）。

总之，在中医学的精、气、血、津液学说中，精或称精气是一种有形的，多是液态的精微物质。其基本含义有广义和狭义之分。广义的精，泛指构成人体和维持生命活动的精微物质，包括精、血、津液在内。狭义的精，指肾藏之精，即生殖之精，是促进人体生长、发育和生殖功能的基本物质。

（二）精的生成

人之精根源于先天而充养于后天，"人之始生，本乎精血之原；人之既生，由乎水谷之养。非精血，无以充形体之基；非水谷，无以成形体之壮"（《景岳全书·脾胃》）。从精的来源言，则有先天与后天之分。

1. 先天之精

人之始生，秉精血以成，借阴阳而赋命。父主阳施，犹天雨露；母主阴受，若地资生。男女媾精，胎孕乃成。"一月为胞胎，精气凝也；二月为胎形，始成胚也"（《颅囟经》）。所谓"人始生，先成精"（《灵枢·经脉》），"精合而形始成，此形即精，精即形也"（《景岳全书·小儿补肾论》）。父母生殖之精结合，形成胚胎之时，便转化为胚胎自身之精，此既禀受于父母以构成脏腑组织的原始生命物质。"胎成之后，阳精之凝，尤仗阴气护养。故胎婴在腹，与母同呼吸，共安危"（《幼幼集成》）。胚胎形成之后，在女子胞中，直至胎儿发育成熟，全赖气血育养。胞中气血为母体摄取的水谷之精而化生。因此，先天之精，实际上包括原始生命物质，以及从母体所获得的各种营养物质，主要秘藏于肾。

2. 后天之精

胎儿月足离怀，出生之后，赖母乳以长气血，生精神，益智慧。"妇人乳汁冲任气血所化"（《景岳全书·妇人规下》）。脾胃为水谷之海，气血之父。"水谷之精气为营，悍气为卫，营卫丰盈，灌溉诸脏。为人身充皮毛，肥腠理者，气也；润皮肤，美颜色者，血也。所以水谷素强者无病"（《幼幼集成》）；"以人之禀赋言，则先天强厚者多寿，先天薄弱者多夭。后天培养者寿者更寿，后天研削者夭者更夭"（《景岳全书·先天后天论》）；脾胃为人生后天之根本，人之既生赖水谷精微以养，脾胃强健，"饮食增则津液旺，自能充血生精也"（《存存斋医话稿》）。脾胃运化水谷之精微，输布到五脏六腑而成为五脏六腑之精，以维持脏腑的生理活动，其盈者藏于肾中。"肾者主水，受五脏六腑之精而藏之，是精藏于肾，非精生于肾也。譬诸钱粮，虽储库中，然非库中出，须补脾胃化源"（《程杏轩医案》）。"肾者，主蛰，封藏之本，精之处也"（《素问·六节脏象论》）。人体之精主要藏于肾中，虽有先天和后天之分，但"命门得先天之气也，脾胃得后天之气也，是以水谷之精本赖先天为之主，而精血又必赖后天为之资"（《景岳全书·脾胃》），两者相互依存，相互促进，借以保持人体之精气充盈。

（三）精的功能

精是构成人体和维持人体生命活动的精微物质，其生理功能如下。

1. 繁衍生殖

生殖之精与生俱来，为生命起源的原始物质，具有生殖以繁衍后代的作用。这种具有生殖能力的精称之为天癸。男子二八天癸至，精气溢泻；女子二七而天癸至，月事应时而下。精盈而天癸至，则具有生殖能力。男女媾精，阴阳和调，胎孕方成，故能有子而繁衍后代；侯至老年，精气衰微，天癸竭而地道不通，则丧失了生殖繁衍能力。由此可见，精是繁衍后代的物质基础，肾精充足，则生殖能力强；肾精不足，就会影响生殖能力。故补肾填精是临床上治疗不育、不孕等生殖机能低下的重要方法。

2. 生长发育

人之生始于精，由精而成形，精是胚胎形成和发育的物质基础。人出生之后，犹赖于精的充养，才能维持正常的生长发育。随着精气由盛而衰的变化，人则从幼年而青年而壮年而步入老年，呈现出生长壮老已的生命运动规律；这是临床上补肾以治疗五软五迟等生长发育障碍和防治早衰的理论依据。

3. 生髓化血

肾藏精，精生髓，脑为髓海。故肾精充盛，则脑髓充足而肢体行动灵活，耳目聪敏。精盈髓充则脑自健，脑健则能生智慧，强意志，利耳目。故防治阿尔茨海默病多从补肾益髓入手。"肾生骨髓"（《素问·阴阳应象大论》），髓居骨中，骨赖髓以养。肾精充足，则骨髓充满，骨骼因得髓之滋养而坚固有力，运动轻捷。齿为骨之余，牙齿亦赖肾精生髓而充养，肾精充足则牙齿坚固而有光泽。

精生髓，髓可化血，"人之初生，必从精始……血即精之属也，但精藏于肾，所蕴不多，而血富于冲，所至皆是"（《景岳全书·血证》）。精足则血充，故有精血同源之说。临床上用血肉有情之品，补益精髓可以治疗血虚证。

4. 濡润脏腑

人以水谷为本，受水谷之气以生；饮食经脾胃消化吸收，转化为精；水谷精微不断地输布到五脏六腑等全身各组织器官之中，起着滋养作用，维持人体的正常生理活动。其剩余部分则归藏于肾，储以备用；肾中所藏之精，既贮藏又输泄，如此生生不息。"肾者，主受五脏六腑之精而藏之，故五脏盛乃能泄，是精藏于肾而非生于肾也。五脏六腑之精，肾实藏而司其输泄，输泄以时，则五脏六腑之精相续不绝"（《怡堂散记》）。中医有"久病必穷肾"之说，故疾病末期常补益肾之阴精以治。

二、气

（一）气的基本概念

气在中国哲学史上是一个非常重要的范畴，在中国传统哲学中，气通常是指一种极细微的物质，是构成世界万物的本原。《黄帝内经》继承和发展了先秦气一元论学说，并将其应用到医学中来，逐渐形成了中医学的气学理论。

中医学把先秦气一元论思想应用到医学中来，对气范围的含义作了多方面、多层次的规定和分析，形成了以生理之气为核心的气论思想，不仅促进了中医学理论体系的形成和发展，而且对中国传统哲学气范畴和气一元论思想的发展也作出了重要贡献。

天人关系问题是中国古代哲学，特别是《黄帝内经》时代哲学领域激烈争论的重大问题之一，中医学从天地大宇宙，人身小宇宙的天人统一观出发，用气范畴论述了天地自然和生命的运动变化规律。因此，在中医学中，气的概念，既有哲学含义，又有医学的含义，其内涵错综复杂，不可作单一的、片面的理解。

1. 气的哲学含义

气是一种至精至微的物质，是构成宇宙和天地万物的最基本元素。运动是气的根本属性，气的胜复作用即气的阴阳对立统一，是物质世界运动变化的根源。气和形及其相互转化是物质世界存在和运动的基本形式，天地万物的发生、发展和变化，皆取决于气的气化作用。

中医学将这一气学理论应用到医学方面，认为人是天地自然的产物，人体也是由气构成的，人体是一个不断发生着升降出入气化作用的运动着的有机体，并以此阐述了人体内部气化运动的规律。

2. 气的医学含义

中医学从气是宇宙的本原，是构成天地万物的最基本的元素这一基本观点出发，认为气是构成人体的最基本物质，也是维持人体生命活动的最基本物质。生命的基本物质，除气之外，尚有血、津液、精等，但血、津液和精等均是由气所化生的。在这些物质中，"精、气、津、液、血、脉，无非气之所化也"（《类经·脏象类》)。所以说，气是构成人体和维持人体生命活动的最基本物质。

（1）气是构成人体的最基本物质：关于人的起源和本质，中医学认为，人和万物都是天地自然的产物。要探讨人的起源和本质，必须首先研究人在宇宙中生存的场所和与人关系最为密切的自然环境。"善言人者，求之于气交……""何谓气交……上下之位，气交之中，人之居也"（《素问·六微旨大论》）。气交是人生活的场所，是下降的天气和上升的地气相互交汇的地方。在这里，由于阴阳的运动变化，有四季之分，寒暑之别，既有天之六气的影响，又有地之五行生克的作用。人就是生活在这样的地点、环境之中。

人既然生活在气交之中，就必然和宇宙万物一样，都是由气构成的，都是天地形气阴阳相感的产物，是物质自然界有规律地运动变化的结果。故曰："人以天地之气生，四时之法成""天地合气，命之曰人"（《素问·宝命全形论》）。但是，人能应四时而知万物，有高度发展的意识和思维，又是万物中最宝贵的，所以说："天地覆载，万物悉备，莫贵于人"（《素问·宝命全形论》）。气是一种至精至微的物质，是构成自然万物的原始材料。人和自然万物一样，也是天地自然之气合乎规律的产物。因此，气也是构成人体生命的最基本物质。

精（精气）是生命的基础。在中医学中，精（精气）的医学含义，则泛指天地阴阳五行之气内化于人体之中而形成的，构成人体和维持人体生命活动的精微物质，包括先天之精和后天之精。在论述生命的形成时，精气则特指生殖之精和与生俱来的生命物质，是人体生命的基础。中医学在强调气是构成人体的最基本物质，承认生命物质性的同时，又进一步指出生命是由精气直接形成的。故曰："夫精者，身之本也"（《素问·金匮真言论》），"两神相搏，合而成形，常先身生，是谓精"（《灵枢·决气》），"故生之来谓之精，两精相搏谓之神"（《灵枢·本神》）。精气先身而生，具有遗传特性。来源于父母的先天之精气相合，形成了原始的胚胎，转化为胚胎自身之精，成为人体生长发育和繁衍后代的物质基础，新的生命活动——"神"就开始了。"愿闻人之始生，何气筑为基，何立而为楯……以母为基，以父为楯，失神者死，得神者生也"（《灵枢·天年》）。这种"母基""父楯"的说法，简明而形象地说明了人的生命是由精气形成的，由胚胎而逐渐发育成形体。其具体过程为"人始生，先成精，精成而脑髓生，骨为干，脉为营，筋为刚，肉为墙，皮肤坚而毛发长，谷入于胃，脉道以通，血气乃行"（《灵枢·经脉》），"血气已和，营卫已通，五脏已成，神气舍心，魂魄毕具，乃成为人"（《灵枢·天年》）。男女生殖之精称为天癸，天癸既充，精气溢泻，月事以时下，男女相合，两精和畅，阴阳交媾，胎孕乃成。父母之精合而成形，由胚胎而形成躯体的脑髓、骨骼、血脉、筋肉、皮肤、毛发、五脏六腑。随着人身形体的形成，新的生命活动也就开始了，人的生命机能亦随之产生了。

（2）气是维持人体生命活动的最基本物质：气化作用是生命活动的基本特征。人的生命机能来源于人的形体，人的形体又依靠摄取天地自然界的一定物质才能生存。生命活动是物质自然界的产物，人类必须同自然界进行物质交换，才能维持生命活动。"天食人以五气，地食人以五味。五气入鼻，藏于心肺，上使五色修明，音声能彰。五味入口，藏于肠胃，味有所藏，以养五气，气和而生，津液相成，神乃自生"（《素问·六节脏象论》）。气与味（味由气化生，味亦是气），即空气、水、食物经口鼻进入人体后，经过一系列的气化过程转化为机体各部分的生命物质（五脏六腑之精气）和生命机能。人体一方面依靠生命机能不断地摄取自然物质并使之转变为机体的组成部分，构成生命活动的物质基础；另一方面在发挥生命机能的过程中，又不断地消耗自己，产生废物，通过汗、尿、便等形式排出体外。故曰："鼻受天之气，口受地之味。其气所化，宗气、营、卫，分而为三。由是化津、化液、化精、化血，精复化气，以奉养生身"（《景景室医稿杂存》）。总之，人体通过五脏六腑呼吸清气，受纳水谷，将其变为人体生命活动需要的气血津液等各种生命物质，由经脉而运送至全身。这一过程就是形气转化的气化作用过程，既有有形物质向气的转化，如饮食经脾胃的腐熟运化而为水谷精微，化为营卫之气；又有气向有形物质的转化，如营气在心肺的作用下化而为血液。形气相互转化的气化过程，包括了物质和能量的相互转化过程。

精神活动是在全部生命机能的基础上产生出来的更为高级的机能活动。中医学认为人的感觉、思维等精神情志活动，也是由物质机体所产生的一种气的活动。"五脏者，所以藏精神魂魄者也"（《灵枢·卫气》），"人有五脏化五气，以生喜、怒、悲、忧、恐"（《素问·阴阳应象大论》）。感觉也是一种精神现象，形体感官和充盛的精气是产生视、听、嗅、味等感觉的物质基础。故曰："其血气皆上于面而走空窍，其精阳气上走于目而为睛，其别气走于耳而为听，其宗气上出于鼻而为嗅，其浊气出于胃，走唇舌而为味"（《灵枢·邪气脏腑病形》）。

由精气而构成人的形体，由形体而产生人的生命机能——神，神是人身形体的机能和功用。

由此可见，五脏精气是精神情志活动的物质基础。

中医学按气—形—神的逻辑结构，论述了物质与运动、机体与功能和肉体与精神的关系，即形体物质与生命机能之间的关系，也就是形神关系。

中医学认为，气是世界的本原物质，气具有永恒运动的属性，故物质世界处于永恒运动变化之中。整个世界就是一个由气到形，由形到气，即形气转化的循环往复的无穷过程。人的生命活动也是如此。父母之精相合构成人的形体，精为生命物质——气的一种，"精乃气之子"（《脾胃论·省言箴》），气化为精。"精者，身之本也"（《素问·金匮真言论》），实即气为身之本。身即形体，气化为形，形以气充，气为形体之本，形为生命之根。"吾之所赖唯形耳，无形则无吾矣"（《景岳全书·治形论》）。天地是大生化之宇，人体为小生化之器。人的生命赖形体而存在，若形体散解，则生命活动也随之终止。故曰："器者生化之宇，器散则分之，生化息矣"（《素问·六微旨大论》）。气始终处于形气转化的气化作用之中，人体则是一个不断发生气化作用的机体，这种气化作用表现为人的生命机能。生命机能来源于人的形体，形体又赖天地自然的物质而生存，所以生命活动是物质自然界的产物，是天地之间的一种自然现象。中医学将自然界物质运动的变化规律、人体的一切生命活动和生理机能统称为神。就人的机体与生命功能而言，神则是对人体一切生命活动和生理机能（包括精神意识思维活动）的称谓。形与神俱，生命物质存在于机体之内，人的机体则显露出生命功能。精神意识思维活动是在全部生命机能的基础上产生出来的更为高级的机能活动，也是生命物质的产物，也是气的气化作用的表现。如是神根于形，形根于气，即机能源于形体，形体源于生命物质——气。中医学从形神关系方面进一步论证了气是人体生命的本原的基本观点。

人是自然界的产物，禀天地之气而生，依四时之法而成。天地阴阳五行之气内化于人体，构成了人体生理之气。生理之气是维持人体生命活动的物质基础，其运动变化规律也是人体生命的活动规律。人与天地相应，人体与自然界不仅共同受阴阳五行之气运动规律的制约，而且许多具体的运动规律也是相通应的。天地之气有阴阳之分，人体之气亦有阴阳之分，故曰："人生有形，不离阴阳"（《素问·宝命全形论》），"阴平阳秘，精神乃治""阴阳离决，精气乃绝"（《素问·阴阳应象大论》）。人体之气和自然之气的运动变化服从统一的规律，"人之常数"亦即"天之常数"（《素问·血气形志》），"天地之大纪，人神之通应也"（《素问·至真要大论》）。

综上所述，气是真实存在而至精至微的生命物质，是生命活动的物质基础，负载着生命现象。人生所赖，惟气而已。"惟气以形成，气聚则形存，气散则形亡""气聚则生，气散则死"（《医门法律·明胸中大气之法》）。所以说，气是构成人体和维持人体生命活动的最基本物质。

诚然，中医学在论述人体的生命活动时，气这个概念常常同时具有生命物质和生理功能两种含义，但并不是认为除物质性的气之外，还存在一种非物质的纯功能之气。因为气是极为微细的物质，其形态之小，目力难以视及，至多能觉察其混沌的云雾状态（如水汽等）。只有通过它的运动，才能表现出气的存在。故曰："善言气者，必彰于物"（《素问·气交变大论》）。人体任何生理功能都必须以一定方式存在的物质作基础，都不能脱离一定的物质结构。人体生命物质的气是通过人体脏腑组织的功能活动而表现出来的。换句话说，人体脏腑组织的生理功能就是生命物质的气的功能表现。由于中医学把人体当作一个运动着的行为过程来把握，主要是从功能方面来揭示脏腑经络的本质，通过生理功能和病理现象来感知生命物质的存在。因此，中医学中的气不仅有生命物质的含义，而且常常有功能的含义。但这并不意味着中医学的气可以既表物质又表功能。

运动是物质的根本属性，"气为动静之主"（《医学六要》）。结构是基础，功能是表现。因此，在中医学中，气是物质与运动、结构与功能的辩证统一。其基本含义，在宇宙，则为构成世界万物的基本元素；在人体，则为构成人体和维持人体生命活动的最基本物质。

中医学从哲学角度回答天地万物的本原时，则精、精气与气同义。从医学科学角度探讨生命物质的运动变化时，则精、精气与气虽有联系，同为构成人体和维持人体生命活动的基本物质，但其含义不尽相同。气与精、精气相比较而言，气是无形可征的（指气以散的运动形式存在时），肉眼所不能见的极微小的物质颗粒。言气必影于物，只有通过生命运动现象，脏腑经络的生理功能，才能把握气的存在及其运动变化。而精、精气则是有形的，多呈液态，是肉眼可及的极细微的精微物质。也可以认为，精、精气是气以聚而成形，以运动形式存在的一种形态。气属阳，主动，贵运行有序而不乱；精、精气属阴，主静，贵宁谧秘藏而不妄泄。

（二）气的生成

人体之气，就生命形成而论，"生之来谓之精"，有了精才能形成不断发生升降出入的气化作用的机体，则精在气先，气由精化。其中，先天之精可化为先天之气；后天之精所化之气与肺吸入的自然界的清气相合而为后天之气。先天之气与后天之气相合而为人体一身之气。

人体的气，源于先天之精气和后天摄取的水谷精气与自然界的清气，通过肺、脾胃和肾等脏腑生理活动作用而生成。

1. 气的来源

构成和维持人体生命活动的气，其来源有二。

（1）先天之精气：这种精气先身而生，是生命的基本物质，禀受于父母，故称之为先天之精。"生之来谓之精"（《灵枢·本神》）。人始生，先成精，没有精气就没有生命。这种先天之精，是构成胚胎的原始物质。人之始生，以母为基，以父为楯，父母之精气相合，形成了胎。所谓"方其始生，赖母以为之基，坤道成物也；赖父以为之楯，阳气以为捍卫也"（《黄帝内经素问注证发微》）。先天之精是构成生命和形体的物质基础，精化为气，先天之精化为先天之气，形成有生命的机体，所以先天之气是人体之气的重要组成部分。

（2）后天之精气：后天之精气包括饮食物中的水谷精气和存在于自然界的清气。因为这类精气是出生之后，从后天获得的，故称后天之精气。呼吸之清气，指通过人体本能的呼吸运动所吸入的自然界的新鲜空气，又称清气、天气、呼吸之气。人体赖呼吸运动，使体内的气体在肺内不断交换，实行吐故纳新，参与人体气的生成。故曰："天食人以五气，五气入鼻，由喉而藏于心肺，以达五脏"（《类经·气味类》）。

水谷之精气，又称谷气、水谷精微，是饮食物中的营养物质，是人赖以生存的基本要素。胃为水谷之海，人摄取饮食物之后，经过胃的腐熟，脾的运化，将饮食物中的营养成分化生为能被人体利用的水谷精微，输布于全身，滋养脏腑，化生气血，成为人体生命活动的主要物质基础。故曰："人之所受气者谷也"（《脾胃论·脾胃虚传变论》），"人以水谷为本，故人绝水谷则死"（《素问·平人气象论》）。如初生婴儿，一日不食则饥，七日不食则肠胃枯竭而死，可见人类一有此身，必资谷气入胃，洒陈于六腑，和调于五脏，以生气血，而人资之以为生。

人自有生以后，无非天地之为用。非水谷，无以成形体之壮；非呼吸，无以行脏腑之气。所以说："人一离腹时，便有此呼吸……平人绝谷，七日而死者，以水谷俱尽，脏腑无所充养受气也。然必待七日而死，未若呼吸绝而即死之速也"（《医旨绪余·原呼吸》）。

2. 生成过程

人体的气，从其本源看，是由先天之精气、水谷之精气和自然界的清气三者相结合而成的。气的生成有赖于全身各脏腑组织的综合作用，其中与肺、脾胃和肾等脏腑的关系尤为密切。

（1）肺为气之主：肺为体内外之气交换的场所，通过肺的呼吸吸入自然界的清气，呼出体内的浊气，实现体内外之气的交换。通过不断的呼浊吸清，保证了自然界的清气源源不断地进入体内，参与了人体新陈代谢的正常进行。

肺在气的生成过程中主要生成宗气。人体通过肺的呼吸运动，把自然界的清气吸入于肺，与脾胃所运化的水谷精气，在肺内结合而积于胸中的上气海（膻中），形成人体的宗气。"夫合先后（指先天之气和后天之气——作者注）而言，即大气之积于胸中，司呼吸，通内外，周流一身，顷刻无间之宗气者是也"（《医宗金鉴·删补名医方论》）。

宗气走息道以行呼吸，贯心脉而行气血，通达内外，周流一身，以维持脏腑组织的正常生理功能，从而又促进了全身之气的生成。肺司呼吸，"吸之则满，呼之则虚，一呼一吸，消息自然，司清浊之运化"（《类经图翼·经络》）。宗气赖肺呼吸清气而生，待其生成之后，则积于胸中，走息道而行呼吸。肺通过呼吸，排出浊气，摄取清气，生成宗气，以参与一身之气的生成。呼吸微徐，气度以行，"一呼脉再动，气行三寸，一吸脉亦再动，气行三寸，呼吸定息，脉行六寸"（《灵枢·五十营》）。

呼吸精气，则能寿蔽天地。肺借呼吸吸入自然之清气，为一身之气提供物质基础，赖化生宗气进而化生一身之气。肺之呼吸是气的生成的根本保证，故曰："诸气皆生于肺""肺主气，气调则营卫脏腑无所不治"（《类经·脏象类》）。肺为呼吸橐籥，虚如蜂窠，吸之则满，呼之则虚，受脏腑上朝之清气，禀清肃之体，性主乎降。"人身之气，禀命于肺。肺气清肃，则周身之气莫不服从而顺行"（《医门法律·肺痈肺痿门》）。升降出入，无器不有，人体是一个不断发生着升降出入的气化作用的机体。"升降者，里气与里气相回旋之道也；出入者，里气与外气相交接之道也"（《读医随笔·升降出入论》）。而肺则集升降出入于一身，呼则升且出，吸则降且入。"肺之一呼吸，以行脏腑之气"（《医易一理》），从而维持全身气机的动态平衡。故曰："气……周流一身，循环无端，出入升降，继而有常……总统于肺气"（《金匮钩玄·附录》）。总之，肺脏通过呼吸运动，吐故纳新，吸清呼浊，化生宗气，进而生成一身之气，并总统一身之气机的升降出入运动，从而保证了气之生生不息。故有"肺主一身之气"（《医门法律·明胸中大气之法》），"肺为气之主"（《医述》引《仁斋直指方》）之说。

（2）脾胃为气血生化之源：胃司受纳，脾司运化，一纳一运，生化精气。脾升胃降，纳运相得，将饮食化生为水谷精气，靠脾之转输和散精作用，把水谷精气上输于肺，再由肺通过经脉而布散全身，以营养五脏六腑、四肢百骸，维持正常的生命活动。脾胃为后天之本，在气的生成过程中，脾胃的腐熟运化功能尤为重要。"人之所受气者谷也，谷之所注者胃也"（《脾胃论·脾胃虚实传变论》）。"胃司受纳，脾司运化，一纳一运，化生精气，津液上升，糟粕下降，斯无病也"（《明医杂著》）。脾升胃降，纳运相得，才能将饮食化生为水谷精气。因为人在出生之后，依赖食物的营养以维持生命活动。而机体从饮食物中摄取营养物质又依赖于脾胃的受纳和运化功能。饮食入胃，经过胃之受纳和腐熟，进行初步消化，通过幽门下移于小肠，靠脾的磨谷消食作用，将水谷化生为水谷精微——水谷之精气，并靠脾之转输和散精作用，把水谷精微上输于肺，再由肺注入心脉，通过经脉布散到全身，以营养五脏六腑，维持正常的生命活动。所以李中梓说："婴儿既生，一日不再食则饥，七日不食，则肠胃涸绝而死。经云：安谷则昌，绝谷则亡……胃气一败，百药难施。一有此身，必资谷气。谷入于胃，洒陈于六腑而气至，和调于五脏而血生，而人资之以为生也。故曰后天之本在脾"（《医宗必读·肾为先天本脾为后天本论》)。脾为五脏之轴，胃为六腑之首，脾胃合为后天之本，气血生化之源，在气的生成过程中起着中流砥柱的作用。脾胃在气的生成过程中，不仅化生水谷精气，提供物质基础，参与宗气的生成，而且又能滋养先天之精气。

（3）肾为气之根：肾有贮藏精气的作用，肾的精气为生命之根，生身之本。肾所藏之精，包括先天之精和后天之精。先天之精是构成人体的原始物质，为生命的基础。后天之精，又称五脏六腑之精，来源于水谷精微，由脾胃化生并灌溉五脏六腑。实际上，先天之精和后天之精在肾脏中是不能截然分开的。故曰："先天之气在肾，是父母之所赋；后天之气在脾，是水谷所化。先天之气为气之体，体主静，故子在胞中，赖母息以养生气，则神藏而机静。后天之气为气之用，用主动，故育形之后，资水谷以奉生身，则神发而运动。天人合德，二气互用，故后天之气得先天之气，则生生而不息；先天之气得后天之气，始化化而不穷也"（《医宗金鉴·删补名医方论》）。可见，肾精的盛衰，除先天条件外，和后天之精的充盛与否也有密切关系。肾脏对精气，一方面不断地贮藏，另一方面又不断地供给，循环往复，生生不已。所以说："肾者，主受五脏六腑之精而藏之，故五脏盛乃能泻，是精藏于肾而又非生于肾也。五脏六腑之精，肾藏而司其输泄，输泄以时，则五脏六腑之精相续不绝"（《医述》引《怡堂散记》）。肾所藏的先天之精气充盛，不仅给全身之气的生成奠定了物质基础，而且还能促进后天之精的生成，使五脏六腑有所禀受而气不绝。所以说："父母构精时，一点真阳，先身而生，藏于两肾之中，而一身之元气由之以生，故谓生气之原"（《医门法律·先哲格言》）。

总之，气的生成，一者靠肾中精气、水谷精气和自然界清气供应充足；二者靠肺、脾胃、肾脏腑功能的正常。其中以脾肺更为重要。故临证所谓补气，主要是补脾肺两脏之气。

（三）气的功能

气，是构成人体和维持人体生命活动的最基本物质，它对于人体的多种生理功能都十分重要。故曰："气始而生化，气散而有形，气布而蕃育，气终而象变，其致一也"（《素问·五常政大论》）。"气者，人之根本也"（《难经·八难》）。"人之生死，全赖乎气。气聚则生，气壮则康，气衰则弱，气散则死"（《医权初编》）。气的生理功能主要有以下几个方面。

1. 推动作用

气的推动作用，指气具有激发和推动作用。气是活力很强的精微物质，能激发和促进人体的生长发育以及各脏腑、经络等组织器官的生理功能，能推动血液的生成、运行，以及津液的生成、输布和排泄等。

气是维持人体生命活动的最基本物质。气自身具有运动的能力，"气有胜复，胜复之作，有德有化，有用有变"（《素问·六微旨大论》）。气的这种胜复作用，即克制与反克制作用。气是阴阳的矛盾统一体，阴阳是气本身内在的矛盾要素。气的克制与反克制作用，亦即阴阳的矛盾运动，是"变化之父母，生杀之本始"（《素问·阴阳应象大论》）。气本身的相互作用，是推动生命活动的根本动力。"气血，人身之二仪也，气为主而血为配。故曰：气化即物生，气变即物易，气盛即物壮，气弱即物弱，气正即物和，气乱即物病，气绝即物死。是气之当养也明矣"（《医方考·气门》）。"人之生死由乎气"（《医门法律·先哲格言》）。

人体的脏腑经络，赖气的推动以维持其正常的机能。如血液在经脉中运行于周身，其动力来源于气。"气为血之帅，血随之而运行"（《血证论·吐血》），血为气之配，气升则升，气降则降，气凝则凝，气滞则滞。津液的输布和排泄赖气的推动，气行则水行，气滞则水滞。气这种动力作用，是由脏腑之气所体现的，如人体的生长发育和生殖功能，依赖于肾气的推动；水谷精微的化生赖脾胃之气的推动等。三焦为元气通行之道路，上焦如雾，中焦如沤，下焦如渎。三焦囊括了整个人体最主要的新陈代谢功能，其自我完成的能动过程是通过气化作用实现的。"经脉者，行血气，通阴阳，以荣于身者也"（《冯氏锦囊秘录》）。构成经络系统和维持经络功能活动的最基本物质，谓之经络之气。经络之气为人体真气的一部分。

经络之气旺盛，则人身二气周流，无往不贯，出于脏腑，流布经络，循脉上下，荣周不休，五十而复大会，阴阳相贯，如环无端。当气的推动作用减弱时，可影响人体的生长、发育，或出现早衰，亦可使脏腑、经络等组织器官的生理活动减退，出现血液和津液的生成不足，运行迟缓，输布、排泄障碍等病理变化。

"神者，正气也"（《灵枢·小针解》）。"人有五脏化五气，以生喜、怒、悲、忧、恐"（《素问·阴阳应象大论》）。"神气舍心，魂魄毕具，乃成为人"（《灵枢·天年》）。人的精神是物质之气的产物，气为体，神为用。人的精神意识活动也赖气的推动。故曰"气乃神之祖""气者精神之根蒂也"（《脾胃论·省言箴》）。

2. 温煦作用

气的温煦作用是指气有温暖作用，故曰"气主煦之"（《难经·二十二难》）。气是机体热量的来源，是体内产生热量的物质基础。其温煦作用是通过激发和推动各脏腑器官生理功能，促进机体的新陈代谢来实现的。气分阴阳，气具有温煦作用者，谓之阳气。具体言之，气的温煦作用是通过阳气的作用而表现出来的。"人体通体之温者，阳气也"（《质疑录》）。

就营卫之气而言，卫气属阳，"卫气者，热气也。凡肌肉之所以能温，水谷之所以能化者，卫气之功用也"（《读医随笔·气血精神论》）。维持人体生命活动的阳气称之为少火，所谓"少火生气"（《素问·阴阳应象大论》）。阳气对人体的生长壮老已至关重要，"阳气者，若天与日，失其所，则折寿而不彰"（《素问·生气通天论》）。"气为生人少火，立命之本也"（《质疑录》）。

温煦作用具有重要的生理意义：人体的体温，需要气的温煦作用来维持；各脏腑、经络的生理活动，需要在气的温煦作用下进行；血得温则行，血和津液等液态物质，都需要在气的温煦作用下，才能正常循行。

气虚为阳虚之渐，阳虚为气虚之极。如果气虚而温煦作用减弱，则可现畏寒肢冷、脏腑功能衰退、血液和津液的运行迟缓等寒性病理变化。

3. 防御作用

气的防御作用是指气护卫肌肤、抗御邪气的作用。人体机能总称正气。中医学用气的观点解释病因和病理现象，用"正气"代表人体的抗病能力，用"邪气"表示一切致病因素，用正气不能抵御邪气的侵袭来说明疾病的产生。故曰："正气存内，邪不可干"（《素问·刺法论》），"邪之所凑，其气必虚"（《素问·评热病论》）。气是维持人体生命活动的物质基础，气盛则人体脏腑经络的机能旺盛，人体脏腑经络机能旺盛则抗病能力旺盛，即正气强盛。"气得其和则为正气，气失其和则为邪气"（《医门法律·先哲格言》）。"和"，即和谐之意。气具有物质性和运动性的显著特征，气分阴阳，阴阳相辅相成，相互激荡，彼此合和，万物便"冲气"合和而化生。气的生成和升降出入运动处于阴阳和谐的动态平衡状态，就是气之"和"或"和谐"。气和则生机盎然，机能旺盛，抗病能力亦盛，故曰："气得其和则为正气。"否则，气失其和则人体机能低下，抗病能力减弱，易招邪气侵袭而为病，故曰："气失其和则为邪气。"气的防御作用是通过正气而体现出来的。

气的防御作用主要体现为：

（1）护卫肌表，抵御外邪。皮肤是人体的藩篱，具有屏障作用。肺合皮毛，肺宣发卫气于皮毛，"卫气者，为言护卫周身，温分肉，肥腠理，不使外邪侵袭也"（《医旨绪余·宗气营气卫气》）。卫气行于脉外，达于肌肤，而发挥防御外邪侵袭的作用。

（2）正邪交争，驱邪外出。邪气侵入机体之后，机体的正气奋起与之抗争，正盛邪祛，邪气迅即被驱除体外，如是疾病便不能发生。"太阳之为病，脉浮，头项强痛而恶寒"（《伤寒论·辨太阳病脉证并治》）。太阳主一身之表，功能固护于外，外邪侵袭人体，从表而入，必先犯之。脉浮，恶寒，或已发热或未发热，为卫气与邪气相争的反映。如正气战胜邪气，则脉浮、恶寒自罢，而病愈。

（3）自我修复，恢复健康。在疾病之后，邪气已微，正气未复，此时正气足以使机体阴阳恢复平衡，则使机体病愈而康复。总之，气的盛衰决定正气的强弱，正气的强弱则决定疾病的发生发展与转归。故曰："正气旺者，虽有强邪，亦不能感，感亦必轻，故多无病，病亦易愈；正气弱者，虽即微邪，亦得易袭，袭则必重，故最多病，病亦难瘥"（《冯氏锦囊秘录》）。

如卫气不足而表虚易于感冒，用玉屏风散以益气固表；体弱不耐风寒而恶风，汗出，用桂枝汤调和营卫，均属重在固表而增强皮毛的屏障作用。

4. 固摄作用

气的固摄作用，指气对血、津液、精液等液态物质的稳固、统摄，以防止无故流失的作用。"阴阳匀平，以充其形，九候若一，命曰平人"（《素问·调经论》）。机体阴阳平衡标志着健康，平衡失调意味着生病。但是，中医学的阴阳学说认为，在人体阴阳的对立互根的矛盾关系中，阳为主而阴为从，强调以阳为本，阳气既固，阴必从之。"凡阴阳之要，阳密乃固……阳强不能密，阴气乃绝"（《素问·生气通天论》）。人体中的阳气是生命的主导，若失常而不固，阴气就会耗伤衰竭，引起疾病甚至死亡。所以，气的固摄作用，泛言之，实为人体阳气对阴气的固密调节作用。

气的固摄作用具体表现为：

（1）气能摄血，约束血液，使之循行于脉中，而不至于逸出脉外。

（2）气能摄津，约束汗液、尿液、唾液、胃肠液等，调控其分泌量或排泄量，防止其异常丢失。

（3）固摄精液，使之不因妄动而频繁遗泄。

（4）固摄脏腑经络之气，使之不过于耗失，以维持脏腑经络的正常功能活动。气的固摄作用实际上是通过脏腑经络的作用而实现的。

固与散、泄、脱相对。气的固摄作用减退，必将导致机体阴阳、气血、精神、津液的耗散、遗泄、脱失。其病轻者为散，为泄，重者为脱。凡汗出亡阳，精滑不禁，泄痢不止，大便不固，小便自遗，久嗽亡津，归于气脱；凡下血不止，崩中暴下，诸大亡血，归于血脱。

而黄宫绣则认为"阳旺者阴必竭，故脱多在于阴。阴盛者阳必衰，故脱多在于阳"（《本草求真》）。张景岳则将脱泄责之于肺、肾，"在上者在表者皆宜固气，气主在肺也；在下者在里者皆宜固精，精主在肾也"（《景岳全书·新方八阵略引》）。散者收之，涩可去脱。久嗽为喘，而气泄于上，则固其肺；久遗成淋，精滑不止，则固其肾；小便不禁，则固其膀胱；大便不禁，则固其肠；汗泄不止，则固其皮毛；血泄不止，则固其营卫；大虚大脱，又当补而固之。

5. 营养作用

气的营养作用，指气为机体脏腑功能活动提供营养物质的作用。具体表现在三个方面。

其一，人以水谷为本，水谷精微为化生气血的主要物质基础。气血是维持全身脏腑经络机能的基本物质。因此说，水谷精气为全身提供生命活动所必需的营养物质。

其二，气通过卫气以温养肌肉、筋骨、皮肤、腠理。所谓"卫气者，本于命门，达于三焦，以温肌肉、筋骨、皮肤"（《读医随笔·气血精神论》），"熏于肓膜，散于胸腹"（《医旨绪余·宗气营气卫气》）。通过营气化生血液，以营养五脏六腑、四肢百骸，故曰："营者水谷之精，和调于五脏，洒陈于六腑，乃能入于脉也……灌溉一身"（《妇人良方·调经门》），"入于经隧，达脏腑，昼夜营周不休"（《医旨绪余·宗气营气卫气》）。

其三，气通过经络之气，起到输送营养，濡养脏腑经络的作用。故曰："其流溢之气，内溉脏腑，外濡腠理"（《灵枢·脉度》）。

6. 气化作用

气化，在不同的学术领域有不同的含义。

在中国古代哲学上，气化是气的运动变化，即阴阳之气的变化，泛指自然界一切物质形态的一切形式的变化。

在中医学上，气化的含义有二。

（1）气化指自然界六气的变化："岁候，其不及太过，而上应五星……承天而行之，故无妄动，无不应也。卒然而动者，气之交变也，其不应焉。故曰：应常不应卒。此之谓也。帝曰：其应奈何？岐伯曰：各从其气化也"（《素问·气交变大论》）。"少阴司天为热化，在泉为苦化，不司气化，居气为灼化"（《素问·至真要大论》）。

（2）气化泛指人体内气的运行变化：气化是在气的作用下，脏腑的功能活动，精气血津液等不同物质之间的相互化生，以及物质与功能之间的转化，包括了体内物质的新陈代谢，以及物质转化和能量转化等过程。气化的过程包括形化、气化及形气转化。在这一过程中，既有有形物质向气的转化，如食物经脾胃腐熟运化之后化为营气，又有气向有形物质的转化，如营气在心肺的作用下而化为血液。人体是一个不断发生气化作用的机体。阳化气，阴成形，阳主动，阴主静。阴阳动静的相互作用是气化作用的根源。要言之，人体的生命活动全恃气化，气化是生命活动的本质所在。

气的推动、温煦、防御、固摄、营养、气化等功能，虽然不尽相同，但密不可分，在生命活动中相互促进，协调配合，共同维系着人的生命过程。气是维持生命活动的物质基础，经常处于不断自我更新和自我复制的新陈代谢过程中。《素问·阴阳应象大论》所说的"味归形，形归气；气归精，精归化；精食气，形食味；化生精，气生形……精化为气"等，就是对气化过程的概括。气化为形，形化为气的形气转化的气化运动，包括了气、精、血、津液等物质的生成、转化、利用和排泄过程。人体必须不断地从周围环境摄取生命活动必需的物质，否则，生命就无法维持。人以水谷为本，得谷则昌，绝谷则亡。脏腑经络，周身组织，无不在不同的角度、范围与深度上参与了这类气化运动，并从中获取所需要的营养和动力，而排出无用或有害的代谢产物。

人体的气化运动是永恒的，存在于生命过程的始终，没有气化就没有生命，故曰："夫物之生从乎化，物之极由乎变，变化之相薄，成败之所由也"（《素问·六微旨大论》）。由此可见，气化运动是生命最基本的特征。

如果气的气化作用失常，则能影响整个物质代谢过程。如：影响饮食物的消化吸收，影响气、血、津液的生成、输布，影响汗液、尿液和粪便的排泄等，从而形成各种复杂的病变。

（四）气的运动

1. 气机的概念

气的运动称为气机。机者有枢机、枢要、关键之意。运动是气的根本属性。气的运动是自然界一切事物发生发展变化的根源，故称气的运动为气机。气化活动是以气机升降出入运动为具体体现的。气机升降出入运动就是气的交感作用。人体是一个不断地发生着升降出入的气化作用的机体。

人体的气处于不断地运动之中，它流行于全身各脏腑、经络等组织器官，无处不有，时刻推动和激发着人体的各种生理活动。气的升降出入运动一旦停止，就失去了维持生命活动的作用，人的生命活动也就终止了。

2. 气机的形式

（1）气机运动的基本规律：位有高下，则高者下降，下者上升；气有盈虚，则盈者溢出，虚者纳入，故有高下盈虚的阴阳对立，就必然产生气的升降出入的运动，这是事物的辩证法。"是以升降出入，无器不有。故器者生化之宇。器散则分之，生化息矣。故无不出入，无不升降"（《素问·六微旨大论》）。古人以升、降、出、入四字来说明物质气的运动规律和具体表现形式。"分言之，为出入，为升降；合言之，总不外乎一气而已矣"（《吴医汇讲》）。

其中，升，指气行向上；降，指气行向下；出，是气由内而外；入，是气由外而内。气的升降出入之间是互为因果、联系协调的。故曰："无升降则无以为出入，无出入则无以为升降。升降出入，互为其枢者也"（《读医随笔·升降出入论》）。

"上下之位，气交之中，人之居也"，"气交之分，人气从之，万物由之，此之谓也"（《素问·六微旨大论》）。人类生活在宇宙之中，人体的气化运动也必须遵循这一规律。所以在生命过程中，"非出入则无以生长壮老已，非升降则无以生长化收藏"（《素问·六微旨大论》）。没有升降出入就没有生命活动，故曰"出入废，则神机化灭；升降息，则气立孤危"（《素问·六微旨大论》）。可见，升降出入是万物变化的根本，是气化运动的规律，是生命活动的体现。一旦升降出入失去协调平衡，就会出现各种病理变化；而升降出入止息，则生命活动也就终止了。

升降出入为一切器物的共同属性。器与道是中国古代哲学的一对范畴。"形而上者谓之道，形而下者谓之器"（《易·系辞上》）。"道"是无形象的，含有规律和准则的意义；"器"是有形象的，指具体事物。中医学认为，每一个器物内部都是一个发生形气转化的气化作用的世界。由于气的运动，使器物内部出现升降的变化，同时与外界环境又发生内外出入的一定关系。故曰"升降出入，无器不有""气之升降，天地之更用也""高下相召，升降相因"（《素问·六微旨大论》）。天为阳，地为阴，天地阴阳上下之间相引相召，升已而降，降已而升，升降相因，从而引起世界的各种各样的运动变化。升与降、出与入，以及升降与出入，相互为用，相反相成，共同完成人体内部及其与外界环境之间的气化过程。升者升其阳，降者降其阴，出者吐其故，入者纳其新。升降侧重里气与里气相回旋，侧重体内的气化过程；出入则侧重里气与外气相交接，侧重人体与外界环境的物质交换。升降出入，内而脏腑，外而皮毛，上而头面，下而百骸，纵横往来，并行不悖。"不止言升降，而必言出入，升降直而出入横，气不能有升降而无出入，出入废则升降亦必息矣。止论升降，不论出入，是已得一而遗一"（《读医随笔·升降出入论》）。

升降出入是机体维持生命活动的基本过程，诸如呼吸运动、水谷的消化吸收、津液代谢、气血运行等，无不赖于气的升降出入运动才能实现。升降出入存在于一切生命过程的始终。"死生之机，升降而已"（《素问·六微旨大论》），是对生命规律的高度概括。

（2）脏腑气机运动的一般规律：气的升降出入运动，只有通过脏腑经络的生理活动才能具体体现出来。换言之，机体的各种生理活动都是气升降出入运动的具体体现。

人体脏腑的生理功能，无非是升其清阳，降其浊阴，摄其所需，排其所弃。人体脏腑经络，精气血津液，均赖气机升降出入而相互联系，维持正常的生理功能，并与周围环境不断地进行新陈代谢。升降运动是脏腑的特性，是物质运动的规律。而每一种物质运动的形式，又为其自身所具有的特殊本质所规定。因此，五脏六腑的功能活动及其物质和能量代谢的升降趋势亦不尽相同。

脏腑气机升降的一般规律：人体的生命活动，内而消化循环，外而视听言行，无一不是脏腑升降运动的表现。"出入"则是升降运动的外在表现，与升降运动密切联系。一般说来，五脏贮藏精气，宜升；六腑传导化物，宜降。就五脏而言，心肺在上，在上者宜降；肝肾在下，在下者宜升；脾居中而通连上下，为升降的枢纽。左右为阴阳之道路，肝主升发，从左而升，肺主肃降，从右而降，肝左肺右，犹如两翼，为气机升降的道路。六腑，"所以化水谷而行津液者也"（《灵枢·本脏》），虽然传化物而不藏，以通为用，宜降，但在饮食物的消化和排泄过程中，也有吸收水谷精微、津液的作用。如胆之疏泄胆汁、胃之腐熟水谷、小肠之泌别清浊、大肠之主津液等等。可见，六腑的气机运动是降中寓升。不仅脏与脏、腑与腑、脏与腑之间处于升降的统一体中，而且每一脏腑本身也是升与降的统一，即升降中复有升降。总之，脏腑的气机升降运动，在生理状态下，是有一定规律的，一般可体现出升已而降，降已而升，升中有降，降中有升的特点。

人体是一个完整的统一体。各脏腑组织不仅各自进行升降运动以完成各自的新陈代谢，而且各脏腑之间的升降运动又是相互为用、相互制约和相互化生的。

综上所述，人体脏腑组织及各脏腑组织之间的气机升降，共处于升降出入的对立统一体中，共同完成整个机体的新陈代谢，保证生命活动的物质基础——气的不断自我更新，即不断地从外界摄取食物，并将食物通过气化作用，升清降浊，摄其精微而充养自身。同时又将代谢产物排出体外，以维持机体物质代谢和能量转换的动态平衡。脏腑气机升降运动的这种动态平衡，是维持正常生命活动的关键。

（五）气的分类

历代医家多宗"气本一元"之说。如喻昌认为"气有外气，天地之气也；有内气，人身之元气也。气失其和则为邪气，气得其和则为正气，亦为真气。但真气所在，其义有三，曰上、中、下也。上者，所受于天，以通呼吸者也；中者，生于水谷，以养营卫也；下者，气化于精，藏于命门……人之所赖，惟此气耳"（《医门法律·先哲格言》）。"身形之中，有营气，有卫气，有宗气，有脏腑之气，有经络之气，各为区分"（《医门法律·明胸中大气之法》）。喻氏将人身所有的气统属于真气。何梦瑶亦认为"气一耳，以其行于脉外，则曰卫气；行于脉中，则曰营气；聚于胸中，则曰宗气。名虽有三，气本无二"（《医碥·气》）。

基于"气本一元"之说，就元气、宗气、营气和卫气而言，元气在生命之初，源于父母之精，是生命物质系统中最高层次、最根本的气，对人体的代谢和机能起推动和调节作用；而宗气、营气、卫气均来自后天的水谷精气与清气，根据其主要组成部分，分布部位和功能特点不同而称谓各异，它们是较低层次的气，能供给人体以营养和动力。

人体的气，从整体而言，是由肾中精气、脾胃化生而来的水谷精气和肺吸入的清气，在肺、脾胃、肾等脏腑的综合作用下而生成的，并充沛于全身而无处不到。由于其主要组成部分元气本为中国古代唯物主义哲学范畴，指构成天地万物的原始物质。在中国古代哲学气范畴演变过程中，从秦汉时始，将气释为元气。其中，有以东汉王充为代表的元气论，"元气者，天地之精微也"（《论衡•四纬》），"万物之生，皆禀元气"（《论衡•言毒》）。宋代至明清的唯物主义哲学家多言气，少及元气。明代王廷相认为元气是天地未分的原始混沌总体，"元气化而为万物，万物各受元气而生"（《雅述》），强调元气无形而实有物。元气论者认为元气是天地万物的本原，也是智慧生灵的本原。元气按其不同的特性，具体表现为精气、天地之气、阴阳之气、五行之气、五常之气等等，它们相应地产生各种不同的物类。

在中医学上，《黄帝内经》只言真气，不言元气。元气、原气，首见于《难经•八难》："诸十二经脉者，皆系于生气之原。所谓生气之原者，谓十二经之根本也，谓肾间动气也，此五脏六腑之本，十二经脉之根，呼吸之门，三焦之原。""脐下肾间动气者，人之生命也，十二经之根本也，故名曰原"（《难经•六十六难》）。"脉有根本，人有元气，故不死"（《难经•十四难》）。"原，本作源""原，本也"（《释文》）。"元，本也"（《正字通》）。"元，犹原也""元者为万物之本原，而人之元在焉"（《易，象》）。谓"乾元""坤元"分别为万物所"资始""资生"。"要之，元、原同义，本始之意"（《春秋繁露》）。原气又称元气。

1. 元气

（1）基本含义

"真气又名元气"（《脾胃论•脾胃虚则九窍不通论》）。故中医文献上常常元气、原气、真气通称。但是，人体之气的真气是先天之气和后天之气的统称，包括元气、宗气、营气、卫气等。元气属真气的下位概念，不应与真气混称。据元、原的本始之意，元气、原气为生命本始之气。在胚胎中已经形成，秘藏于肾中，与命门有密切联系，为先天之气。所以，元气是人体最根本，最原始，源于先天而根于肾的气，是人体生命活动的原动力，包括元阴、元阳之气。故曰："元气是生来便有，此气渐长渐消，为一生盛衰之本"（《医学读书记•通一子杂论》）。因元气来源于先天，故又称先天之气。

（2）生成与分布

① 生成：元气根于肾，其组成以肾所藏的精气为主，依赖于肾中精气所化生。"命门者……原气之所系也"（《难经•三十六难》）。"命门为元气之根"（《景岳全书•传忠录•命门余义》）。肾中精气，虽以先天之精为基础，又赖后天水谷精气的培育，所以李东垣说："元气之充足，皆由脾胃之气无所伤，而后能滋养元气。

若胃气之本弱，饮食自倍，则脾胃之气即伤，而元气亦不能充"（《脾胃论，脾胃虚实传变论》）。

总之，元气根源于肾，由先天之精所化生，并赖后天之精以充养而成。所谓"先天真一之气，自下而上，与后天胃气相接而出，而为人身之至宝"（《医原》）。但元气之盛衰，并非完全取决于先天禀赋，与脾胃运化水谷精气的功能密切相关。所以说："故人之自生至老，凡先天之有不足者，但得后天培养之力，则补天之功，亦可居其强半，此脾胃之气所关乎人生者不小"（《景岳全书·传忠录·命门余义》）。

② 分布：元气发于肾间（命门），通过三焦，沿经络系统和腠理间隙循行全身，内而五脏六腑，外而肌肤腠理，无处不到，以作用于机体各部分。"命门为元气之根，为水火之宅"（《景岳全书·传忠录·命门余义》）。"人身血肉之躯皆阴也，父母构精时，一点真阳，先身而生，藏于两肾之中，而一身之元气由之以生，故谓生气之原"（《医门法律·阴病论》）。可见，肾为元气之根。元气从肾发出，经三焦循经脉而行。

所以说："三焦者，原气之别使也，主通行三气，经历五脏六腑……所止辄为原"（《难经·三十六难》）。三焦为元气循行的重要脏器。"三焦资始于肾间……下焦禀元气……上达至于中焦，主受五脏六腑精悍之气也，化而为营卫，营卫之气得真元之气相合，主通达乎上焦，始经历五脏六腑也……故以三焦所留止之处辄以为原"（《图注难经》）。说明元气是并营卫之气循环往复于十二经脉之中，且循任督二脉环流不休。冲脉、带脉、维脉、跷脉等八条奇经虽不参加元气的循行，但对全身之气的分布有调节作用。元气除并营卫之气行于十二经脉和奇经八脉之外，还运行于本经经别之中。

总之，元气始于肾间，经下、中、上三焦，由手太阴肺经进入十二正经中，布于周身，蓄于奇经，溢三百六十五穴，然后再经腠理和大小络脉汇聚于四肢末端的井穴，入本经至经别，直接深入脏腑，继而浅出头颈部经穴、胸腹募穴和背部俞穴，自奇经总集于任督二脉，下归肾脏。

元气在循行过程中，经过了人体的各脏腑、经络及体表组织。元气循此路径，周而复始地循环，以发挥其正常的生理功能。

（3）主要功能

元气是构成人体和维持人体生命活动的本始物质，有推动人体的生长和发育，温煦和激发脏腑、经络等组织器官生理功能的作用，为人体生命活动的原动力。

元气是构成人体的本原。"气者，人之根本也"（《难经·三十六难》）。元气为其生身之精气，人之始生，以母为基，以父为楯。"所以发生吾身者，即真阳之气也""所以成立吾身者，即真阴之气也"（《类经附翼·求正录》）。故人之所生，全赖此气。元气的存亡，即生命的存亡，"此中一线未绝，则生气一线未亡"（《医学源流论·元气存亡论》）。

元气能推动人体的生长发育。机体生、长、壮、老、已的自然规律，与元气的盛衰密切相关。人从幼年开始，肾气与肾精逐渐充盛，则有齿更发长等生理现象。到了青壮年，肾气、肾精进一步充盈，乃至达到极点，机体也因之发育到壮盛期，则真牙生，体壮实，筋骨强健。待到老年，肾气、肾精衰退，形体也逐渐衰老，全身筋骨运动不灵活，齿摇发脱，呈现出老态龙钟之象。由此可见，肾气、肾精决定着机体的生长发育，为人体生长发育之根本。如果元气亏少，影响到人体的生长发育，会出现生长发育障碍，如发育迟缓、筋骨痿软等；成年则现未老先衰，齿摇发落。

元气能温煦和激发脏腑、经络等组织器官的生理活动。命门为元气之根，水火之宅，五脏之阴气非此不能滋，五脏之阳气非此不能发。故"心得命门而神明有主，始可以应物；肝得命门而能谋虑；胆得命门而能决断；胃得命门而能受纳；脾得命门而能转输；肺得命门而能治节；大肠得命门而能传导；小肠得命门而能布化；肾得命门而体强；三焦得命门而决断；膀胱得命门而收藏"（《石室秘录》）。反之，"肾无此则无以作强，伎巧不出矣；膀胱无此，则三焦之气不化，而水道不行矣；脾胃无此，则不能腐熟水谷，而五味不出矣；肝胆无此，则将军无决断，而谋虑不出矣；大小肠无此，则变化不行，而二便闭矣；心无此，则神明昏，而万事不能应矣"（《医贯》）。所以，元气者性命系之。元气充足，则精神昌盛。若元气微虚，则神微去；若元气衰竭，则神去机息。元气虚损之治重在治肾，"务使阴阳和平，水升火降，归于中庸之道而已"（《医权初编》）。

2. 宗气

（1）基本含义：宗气又名大气，"膻中者，大气之所在也。大气亦谓之宗气"（《靖盦说医》）。由肺吸入的清气与脾胃化生的水谷精气结合而成，其形成于肺，聚于胸中者，谓之宗气；宗气在胸中积聚之处，称作"上气海"，又名膻中。实际上宗气是合营卫二气而成的。所以说"宗气者，营卫之所合也，出于肺，积于气海，行于气脉之中，动而以息往来者也"（《读医随笔·气血精神论》）。

（2）生成与分布

① 生成：宗气是由水谷精微和自然界的清气所生成的。饮食物经过脾胃的受纳、腐熟，化为水谷精气，水谷精气赖脾之升清而转输于肺，与由肺从自然界吸入的清气相互结合而化生为宗气。肺和脾胃在宗气的形成过程中起着重要的作用。故曰："膻中宗气主上焦息道，恒与肺胃关通"（《医门法律·明辨息之法》）。因此，肺的呼吸功能和脾胃之运化功能正常与否，直接影响着宗气的盛衰。

② 分布：宗气积聚于胸中，贯注于心肺之脉。其向上出于肺，循喉咙而走息

道，经肺的作用而布散于胸中上气海。所谓"其大气之抟而不行者，积于胸中，命曰气海"（《灵枢，五味》）。其向下赖肺之肃降而蓄于丹田（下气海），并注入足阳明之气街（相当于腹股沟部位）而下行于足。所以说："宗气留于海，其下者，注于气街；其上者，走于息道"（《灵枢·刺节真邪》）。

（3）主要功能

① 走息道而司呼吸：宗气上走息道，推动肺的呼吸，即"助肺司呼吸"。所以凡言语、声音、呼吸的强弱，均与宗气的盛衰有关。故临床上对语声低微，呼吸微弱，脉软无力之候，称肺气虚弱或宗气不足。

② 贯心脉而行气血：宗气贯注入心脉之中，帮助心脏推动血液循行，即"助心行血"，所以气血的运行与宗气盛衰有关。由于宗气具有推动心脏的搏动、调节心率和心律等功能，故曰："胃之大络，名曰虚里（相当于心尖搏动部位），贯膈络肺，出于左乳下，其动应衣，脉宗气也……乳之下，其动应衣，宗气泄也"（《素问·平人气象论》）。所以临床上常常以"虚里"的搏动和脉象状况，来测知宗气的旺盛与衰少。宗气不足，不能助心行血，就会引起血行瘀滞，所谓"宗气不下，脉中之血，凝而留止"（《灵枢·刺节真邪》）。

③ 人体的视、听、言、动等机能与之相关："宗气者，动气也。凡呼吸、言语、声音，以及肢体运动，筋力强弱者，宗气之功用也"（《读医随笔·气血精神论》）。

综上所述，宗气对呼吸运动和血液循环具有推动作用，故云："宗气积于胸中，出于喉咙，以贯心脉而行呼吸焉"（《灵枢·邪客》）。此外，"宗气者，营卫之所合"，所以宗气、营气、卫气，"三气互为体用，有两得而无两离者也"（《读医随笔·气血精神论》）。"宗气者，为言气之宗主也……及其行也，肺得之而为呼，肾得之而为吸，营得之而营于中，卫得之而卫于外"（《医旨绪余·宗气营气卫气》）。

3. 营气

（1）基本含义：营气，是血脉中的具有营养作用的气。因其富于营养，故称为营气。所以说："营气者，出于脾胃，以濡筋骨、肌肉、皮肤，充满推移于血脉之中而不动者也"（《读医随笔·气血精神论》）。由于营气行于脉中，而又能化生血液，故常常"营血"并称。营气与卫气相对而言，属于阴，故又称为"营阴"。

（2）生成与分布

① 生成：营气是由来自脾胃运化的水谷精气中的精粹部分所化生的。宗气是营卫之所合，其中运行于脉中者，即为"营气"。所以说："营者，水谷之精气也，和调于五脏，洒陈于六腑，乃能入于脉也，故循脉上下，贯五脏络六腑也"（《素问·痹论》）。

② 分布：营气通过十二经脉和任督二脉而循行于全身，贯五脏而络六腑。

十二经循行：营气出于中焦（脾胃），循行到手太阴肺经，由手太阴肺经传注到手阳明大肠经，再传至足阳明胃经，以后依次传注到足太阴脾经、手少阴心经、手太阳小肠经、足太阳膀胱经、足少阴肾经、手厥阴心包经、手少阳三焦经、足少阳胆经、足厥阴肝经，最后由足厥阴肝经复注入手太阴肺经，构成了营气在十二经脉中循行流注于全身的通路。此为营气的十二经循行。

任督循行：营气在十二经循行周流时，还有另一分支，从肝别出，上至额部，循巅顶，下行项的中间，沿脊骨下入尾骶部，这是督脉循行的路径；其脉又络阴器，上过毛际入脐中，向上入腹里，此为任脉循行。再进入缺盆部，然后下注入肺中，复出于手太阴肺经，构成了营气的任督循行路径。

营气的十二经脉循行和任督循行，形成了营气的十四经流注次序。如此自上而下，又自下而上，出阴入阳，又出阳入阴，相互逆顺运行，如环无端。诚如《黄帝内经》指出的："营气之道，内谷为宝。谷入于胃，乃传于肺，流溢于中，布散于外。精专者行于经隧，常营无已，终而复始，是谓天地之纪。故气从太阴出，注手阳明。上行注足阳明，下行至跗上，注大指（趾）间与太阴合……复从跗注大指间，合足厥阴，上行至肝，从肝上注肺……其支别者，上额，循巅，下项中，循脊入骶是督脉也；络阴器，上过毛中，入脐中，上循腹里，入缺盆，下注肺中，复出太阴。此营气之所行也，逆顺之常也"。

关于营气的循行速度根据《灵枢·五十营》记载有两种计算方法，简介如下，仅供参考。其一，"呼吸定息"计算法：人体经脉的总长度为十六丈二尺，一呼一吸（谓之一息）营气运行六寸。一昼夜呼吸次数为一万三千五百息，故以呼吸次数计，营气循行一周为二百七十息，那么一昼夜营气循行的周次为五十周。其二，"漏下百刻"计算法：漏下百刻，指漏水下百刻而言的。铜壶滴漏，是古代计时器，以一昼夜分为一百刻，每昼夜铜壶滴水下注一百刻。营气循行十四经一周的时间，则漏下二刻，故每昼夜营气循行于人体五十周。

（3）营气的主要生理功能包括化生血液和营养全身两个方面

① 化生血液：营气经肺注入脉中，成为血液的组成成分之一。"营气者，泌其津液，注之于脉，化以为血"（《灵枢·邪客》）。"上注于肺脉，乃化而为血"（《灵枢·营卫生会》）。

② 营养全身：营气循脉流注全身，为脏腑、经络等生理活动提供营养物质。营运全身上下内外，流行于中而滋养五脏六腑，布散于外而浇灌皮毛筋骨。

总之，营气主要由脾胃中水谷精气所化生，行于脉中，成为血液的组成部分，而营运周身，发挥其营养作用。故"荣者水谷之精，和调于五脏，洒陈于六腑，乃能入于脉也。源源而来，化生于脾，总统于心，藏受于肝，宣布于肺，施泄于肾，灌溉一身。目得之而能视，耳得之而能听，手得之而能握，足得之而能步，脏得之而能液，腑得之而能气。注入于脉，少则涩，充则实，常以饮食滋养，则阳生阴长，变化而为血"（《妇人良方·调经门》）。

4. 卫气

（1）基本含义：卫，有"护卫""保卫"之义。卫气是行于脉外之气。卫气与营气相对而言，属于阳，故又称"卫阳"。"盖阳气为卫，卫气者，所以温分肉，充皮毛，肥腠理，司开合，此皆卫外而为固也"（《卫生宝鉴》）。卫气，其性慓疾滑利，活动力强，流动迅速。所以说："卫者，水谷之悍气也"（《素问·痹论》）。

（2）生成与分布

① 生成：卫气来源于脾胃运化之水谷精微，由其中的慓悍部分所化生。所以说："人受气于谷，谷入于胃，以传与肺，五脏六腑，皆以受气。其清者为营，浊者为卫。营在脉中，卫在脉外。营周不休，五十而复大会。阴阳相贯，如环无端"（《灵枢·营卫生会》）。

② 分布："卫气之行，一日一夜五十周于身，昼日行于阳二十五周，夜行于阴二十五周，周于五脏。是故平旦阴尽，阳气出于目，目张则气上行于头，循项下足太阳，循背下至小趾之端。其散者，别于目锐眦，下手太阳，下至手小指之端外侧。其散者，别于目锐眦，下足少阳，注小趾次趾之间。以上循手少阳之分侧，下至小指次指之间。别者以上至耳前，合于颔脉，注足阳明，以下行至跗上，入五趾之间。其散者，从耳下下手阳明，入大指之间，入掌中。其至于足也，入足心，出内踝下，行阴分，复合于目，故为一周""阳尽于阴，阴受气矣。其始入于阴，常从足少阴注肾，肾注于心，心注于肺，肺注于肝，肝注于脾，脾复注于肾为周"（《灵枢·卫气行》）。从上述记载，可见卫气的运行，昼则行于阳分，始于足太阳经之睛明穴而出于目，以周于六腑而及于肾经，是为一周。夜则行于阴分，始于足少阴肾经以周五脏，其行以相克为序，故肾、心、肺、肝、脾相传为一周，而复注于肾，阴尽阳出，又复合于目。昼行于阳二十五周，夜行于阴二十五周次，昼夜凡行五十周。

实际上，卫气昼行阳 25.2 周，夜行于阴 25.2 周。因为卫气日行 14 舍。舍即宿之谓，一舍即一宿。宿为星宿。古人认为地球之上均匀地环绕分布着二十八个星宿，并以地球为中心观察二十八宿的运行，认为每昼夜转过二十八宿周天，而同时每昼夜卫气行身五十周，所以每转过一个星宿（即一舍），则卫气行身的周数为 50/28，计为 1.7857 周有余，以四舍五入法概定分 1.8 为周。日行十四舍为周天之本，卫气当行身 14×1.8，即 25.2 周。

总之，卫气昼循六腑行于阳二十五周，夜沿五脏行于阴二十五周，凡五十周。附行于脉外，循皮肤之中，分肉之间，熏于肓膜，散于胸腹。

（3）主要功能：表现在防御、温煦和调节三个方面。

① 护卫肌表，防御外邪入侵：卫气的这一作用是气的防御功能的具体体现。卫气既可以抵御外邪的入侵，又可驱邪外出。故曰："卫气者，为言护卫周身，温分肉，肥腠理，不使外邪侵犯也"（《医旨绪余·宗气营气卫气》）。

② 温养脏腑、肌肉、皮毛：卫气的这一作用是气的温煦作用的具体体现。卫气可以保持体温，维持脏腑进行生理活动所适宜的温度条件。卫气对肌肉、皮肤等的温煦，使肌肉充实，皮肤润滑。所以"卫气者，热气也。凡肌肉之所以能温，水谷之所以能化者，卫气之功用也。虚则病寒，实则病热"（《读医随笔·气血精神论》）。

③ 调节控制肌腠的开合、汗液的排泄：卫气的这一作用是气的固摄作用的具体体现。卫气根据人体生命活动的需要，通过有规律地调节肌腠的开合来调节人体的水液代谢和体温，以维持人体内环境与外环境的平衡。

此外，卫气循行与人的睡眠也有密切关系。当卫气行于体内时，人便入睡；当卫气自睛明出于体表时，人便醒寤。

当卫气不足时，人体肌表失于固护，防御功能低下，易被外邪侵袭，且病亦难愈。若脏腑功能低下，肌表不固，腠理开疏，则可出现汗出（自汗），若卫气循行异常，则可表现寤寐异常。卫气行于阳分时间长则少寐，行于阴分时间长则多寐。

营气与卫气的关系：营气和卫气，都以水谷精气为其主要的物质来源，但在性质、分布和功能上，又有一定的区别。营气，其性精专，行于脉中，具有化生血液，营养周身之功。而卫气其性剽疾滑利，行于脉外，具有温养脏腑，护卫体表之能。营主内守而属于阴，卫主外卫而属于阳，二者之间的运行必须协调，不失其常，才能发挥其正常的生理作用。

营卫是互相为用的，营行脉中并非脉外无营，卫行脉外并非脉内无卫，营中有卫，卫中有营。故："营卫同行经脉中，阴自在内为阳之守，阳自在外为阴之护，所谓并行不悖也"（《医门法律，明营卫之法》）。

除上述外，还有"脏腑之气""经络之气"等等。所谓"脏腑之气"和"经络之气"，实际上都是由真气所派生的，真气分布于某一脏腑或某一经络，即成为某脏腑或某经络之气，它属于人体气的一部分，是构成各脏腑、经络的最基本物质，又是推动和维持各脏腑经络进行生理活动的物质基础。故曰："诸气随所在而得名，实一元气（这里元气指先天元气和后天元气）也"（《医宗金鉴·删补名医方论》）。在中医学中，气的名称还有很多。如正气与邪气；风寒暑湿燥火六种正常气候，称之为"六气"，异常状态下的六气，又称之为"六淫之气"；中药的寒热温凉四种性质和作用，称作"四气"等。由此可见，"气"在中医学里是一字多义，或作"性质"，或作"功能"，或作"气候"等。这些气和我们所论述的构成人体最基本物质的"气"是有区别的。

三、血

（一）血的基本概念

血，即血液，是循行于脉中富有营养的红色液态物质，是构成人体和维持人体生命活动的基本物质之一。血主于心，藏于肝，统于脾，布于肺，根于肾，有规律地循行脉管之中，在脉内营运不息，充分发挥灌溉一身的生理效应。

脉是血液循行的管道，又称"血府"。在某些因素的作用下，血液不能在脉内循行而溢出脉外时，称为出血，即"离经之血"。由于离经之血离开了脉道，失去了其发挥作用的条件，所以，就丧失了血的生理功能。

（二）血的生成

1. 血液化生的物质基础

（1）血液最基本的物质："血者水谷之精气也……故虽心主血，肝藏血，亦皆统摄于脾，补脾和胃，血自生矣"（《妇人良方·调经门》）。中焦受气取汁，变化而赤，肝藏血，亦皆统摄于脾，故由于脾胃化生的水谷精微是血液生成的最基本物质，所以有脾胃为"气血生化之源"的说法。饮食营养的优劣，脾胃运化功能的强弱，直接影响着血液的化生。"盖饮食多自能生血，饮食少则血不生"（《医门法律·虚劳论》）。因此，长期饮食营养摄入不足，或脾胃的运化功能长期失调，均可导致血液的生成不足而形成血虚的病理变化。

（2）营气：营气是血液的组成部分。"夫生血之气，营气也。营盛即血盛，营衰即血衰，相依为命，不可分离也"（《读医随笔·气血精神论》）。

（3）精髓："……血即精之属也"（《景岳全书·血证》）。"肾为水脏，主藏精而化血"（《侣山堂类辨·辨血》）。"肾藏精，精者，血之所成也"（《诸病源候论·虚劳病诸候下》）。由上观之，精髓也是化生血液的基本物质。

（4）津液："营气者，泌其津液，注之于脉，化以为血"（《灵枢·邪客》）。"中焦出气如露，上注溪谷而渗孙脉，津液和调，变化而赤为血"（《灵枢·痈疽》）。津液可以化生为血，不断补充血液量，以使血液满盈。"津亦水谷所化，其浊者为血，清者为津，以润脏腑、肌肉、脉络，使气血得以周行通利而不滞者此也。凡气血中，不可无此，无此则槁涩不行矣"（《读医随笔·气血精神论》）。所以，血液的盈亏与津液有密切关系。

综上所述，水谷精微、营气、津液、精髓均为生成血液的物质基础。但津液和营气都来自饮食物经脾和胃的消化吸收而生成的水谷精微。所以，就物质来源而言，水谷精微和精髓是血液生成的主要物质基础。

2. 血液生成与脏腑的关系

（1）心：心主血脉，一则行血以输送营养物质，使全身各脏腑获得充足的营养，维持其正常的功能活动，从而也促进血液的生成。二则水谷精微通过脾的转输升清作用，上输于心肺，在肺吐故纳新之后，复注于心脉化赤而变成新鲜血液。所以说："血乃中焦之汁，流溢于中以为精，奉心化赤而为血"（《侣山堂类辨》）。"奉心化赤而为血"是说心也参与血液的生成。"血为心火之化，以其为心火所成……故经谓心生血，又云血属于心"（《医碥·血》）。

（2）肺：肺主一身之气，参与宗气之生成和运行。气能生血，气旺则生血功能亦强，气虚则生血功能亦弱。气虚不能生血，常可导致血液衰少。肺通过主一身之气的作用，使脏腑之功能旺盛，从而促进了血液的生成。肺在血液生成中的作用，主要是通过肺朝百脉、主治节的作用而实现的。"中焦亦并胃中，出上焦之后，此所受气者，泌糟粕，蒸津液，化其精微，上注于肺脉，乃化而为血"（《灵枢·营卫生会》）。脾胃消化吸收的水谷精微，化生为营气和津液等营养物质，通过经脉而汇聚于肺，赖肺的呼吸，在肺内进行气体交换之后方化而为血。

（3）脾：脾为后天之本，气血生化之源。脾胃所化生的水谷精微是化生血液的最基本物质。"血者水谷之精也。源源而来，而实生化于脾"（《景岳全书·传忠录·脏象别论》）。"胃中水谷之清气，借脾之运化成血，故曰生化于脾"（《医碥·血》）。若中焦脾胃虚弱，不能运化水谷精微，化源不足，往往导致血虚。可见，中医学已认识到血液与营养物质的关系，也已认识到脾是一个造血器官。

（4）肝：肝主疏泄而藏血。肝脏是一个贮血器官。因精血同源，肝血充足，故肾亦有所藏，精有所资，精充则血足。另外，肝脏也是一个造血器官，所以"肝……其充在筋，以生血气"（《素问·六节脏象论》）。

（5）肾：肾藏精，精生髓。精髓也是化生血液的基本物质，故有血之源头在于肾之说。中医不仅认识到骨髓是造血器官，肾对血液的生成有调节作用，而且也认识到肾精是通过肝脏的作用而生成血液的，所以说："血之与气，异名同类，虽有阴阳清浊之分，总由水谷精微所化。其始也混然一区，未分清浊，得脾气之鼓运，如雾上蒸于肺而为气；气不耗，归精于肾而为精；精不泄，归精于肝而化清血"（《张氏医通·诸血门》）。

综上所述，血液是以水谷精微和精髓为主要物质基础，在脾胃、心、肺、肝、肾等脏腑的共同作用下而生成的。故临床上常用补养心血、补益心脾、滋养肝血和补肾益髓等法以治血虚之候。

（三）血的循行

1. 血液循环的方向

脉为血之府，脉管是一个相对密闭，如环无端，自我衔接的管道系统。血液在脉管中运行不息，流布于全身，环周不休，以营养人体的周身内外上下。血液循行的方式为"阴阳相贯，如环无端""营周不休"。故曰："营在脉中，卫在脉外，营周不休，五十而复大会，阴阳相贯，如环无端"（《灵枢·营卫生会篇》）。

李中梓则更明确指出"脉者血脉也，血脉之中气道行焉。五脏六腑以及奇经，各有经脉气血流行，周而复始，循环无端，百骸之间，莫不贯通"（《医宗必读·新著四言脉诀》）。

血液循行的具体方向是"食气入胃，散精于肝……食气入胃，浊气归心，淫精于脉，脉气流经，经气归于肺，肺朝百脉，输精于皮毛。毛脉合精，行气于府。府精神明，留于四脏，气归于权衡"（《素问·经脉别论》）。"此雾气由脏而经，由经而络，由络而播宣皮腠，熏肤充血泽毛……阴性亲内，自皮而络，自络而经，自经而归趋脏腑"（《素灵微蕴》）。这段论述说明了水谷精气的走行方向，并明确地指出了水谷精气是进入血液循环的。故从中可以了解血液离心性和向心性的具体循环方向。这个方向虽与现代生理学对血液循环的认识有所不同，但已明确提出了心、肺和脉构成了血液的循环系统。

2. 血液运行的机制

血液正常循行必须具备两个条件：一是脉管系统的完整性，二是全身各脏腑发挥正常生理功能，特别是与心、肺、肝、脾四脏的关系尤为密切。

心主血脉。"人心动，则血行诸经"（《医学入门·脏腑》）。心为血液循行的动力，脉是血液循行的通路，血在心的推动下循行于脉管之中。心脏、脉管和血液构成了一个相对独立的系统。心气是维持心的正常搏动，从而推动血液循行的根本动力。全身的血液，依赖心气的推动，通过经脉而输送到全身，发挥其濡养作用。心气充沛与否，心脏的搏动是否正常，在血液循环中起着十分关键的作用。

肺朝百脉。心脏的搏动是血液运行的基本动力，而血非气不运，血的运行，又依赖气的推动，随着气的升降而运至全身。肺司呼吸而主一身之气，调节着全身的气机，辅助心脏，推动和调节血液的运行。

"肺主气，心主血。肺之呼吸以行脏腑之气；心因之一舒一缩，以行经络之血。肺金清肃，其气下行，肾则纳之，归于中宫，助真火，蒸饮食，化精微，以为生元气之根本。呼吸由此而起，声音由此而出，人之强弱寿夭，悉本于此。心脏舒出紫血之浊气，缩入赤血之清气。赤血即受肺吸入清气生气，由心运行血脉管，滋养周身之精血也；紫血即受脏腑经脉浊气毒气改变之血，由回血管复运行肺内，待呼出浊气，得吸入之清气，则紫血复变为赤血，仍流布周身之内，以养生命。人身之血脉运行，周而复始也"（《医易一理》）。

脾主统血。五脏六腑之血全赖脾气统摄，脾之所以统血，与脾为气血生化之源密切相关。脾气健旺，气血旺盛，则气之固摄作用也就健全，而血液就不会逸出脉外，以致引起各种出血。

肝主藏血。肝具有贮藏血液和调节血流量的功能。根据人体动静的不同情况，调节脉管中的血液流量，使脉中循环血液维持在一个恒定水平上。此外，肝的疏泄功能能调畅气机，一方面保障着肝本身的藏血功能，另一方面对血液通畅地循行也起着一定的作用。

从上可以看出，血液正常地循行需要两种力量：推动力和固摄力。推动力是血液循环的动力，具体地体现在心主血脉，肺助心行血及肝的疏泄功能方面。另一方面是固摄的力量，它是保障血液不致外溢的因素，具体地体现在脾的统血和肝藏血的功能方面。这两种力量的协调平衡维持着血液的正常循行。若推动力量不足，则可出现血液流速缓慢、滞涩，甚者血瘀等改变；若固摄力量不足，则可导致血液外溢，出现出血症。综上所述，血液循行是在心、肺、肝、脾等脏腑相互配合下进行的。因此，其中任何一个脏腑生理功能失调，都会引起血行失常。

血行失常不外出血和血瘀两端。治疗出血，不重在止血而重在分清出血的原因和性质。诸如清热止血、益气止血、平肝止血、清肺止血、祛瘀止血等。血瘀则行血，总以活血祛瘀为要。无论活血或祛瘀，多在和血基础上进行，一般不宜猛峻。

（四）血的生理功能

1. 营养滋润全身

血的营养作用是由其组成成分所决定的。血循行于脉内，沿脉管循行于全身，为全身各脏腑组织的功能活动提供营养。《难经·二十二难》将血的这一作用概括为"血主濡之"。全身各部（内脏、五官、九窍、四肢、百骸）无一不是在血的濡养作用下而发挥功能的。所以，血，"目得之而能视，耳得之而能听，手得之而能摄，掌得之而能握，足得之而能步，脏得之而能液，腑得之而能气。是以出入升降，濡润宣通者，由此使然也"（《金匮钩玄·血属阴难成易亏论》）。

血的濡养作用可以从面色、肌肉、皮肤、毛发等方面反映出来。血的濡养作用正常，则面色红润，肌肉丰满壮实，肌肤和毛发光滑等。当血的濡养作用减弱时，机体除脏腑功能低下外，还可见到面色不华或萎黄，肌肤干燥，肢体或肢端麻木，运动不灵活等临床表现。

"故凡为七窍之灵，为四肢之用，为筋骨之和柔，为肌肉之丰盛，以至滋脏腑，安神魂，润颜色，充营卫，津液得以通行，二阴得以调畅，凡形质之所在，无非血之用也"（《景岳全书·血证》）。

2. 神志活动的物质基础

血的这一作用是古人通过大量的临床观察而认识到的，无论何种原因形成的血虚或血运行失常，均可以出现不同程度的神志方面的症状。心血虚、肝血虚，常有惊悸、失眠、多梦等神志不安的表现，失血甚者还可出现烦躁、恍惚、癫狂、昏迷等神志失常的改变。可见血液与神志活动有着密切关系，所以说"血者，神气也"（《灵枢·营卫生会》）。

四、津液

（一）津液的概念

津液是人体一切正常水液的总称。津液包括各脏腑组织的正常体液和正常的分泌物，如胃液、肠液、唾液、关节液等。习惯把代谢产物中的尿、汗、泪等也归为津液，故曰："汗与小便，皆可谓之津液，其实皆水也"（《读医随笔，气血精神论》）。津液以水分为主体，含有大量营养物质，是构成人体和维持人体生命活动的基本物质。"人禀阴阳二气以生，有清有浊。阳之清者为元气。阳之浊者为火；阴之清者为津液，阴之浊者即为痰"（《罗氏会约医镜》）。

在体内，除血液之外，其他所有正常的水液均属于津液范畴。

津液广泛地存在于脏腑、形体、官窍等器官组织之内和组织之间，起着滋润濡养作用。同时，津能载气，全身之气以津液为载体而运行全身并发挥其生理作用。津液又是化生血液的物质基础之一，与血液的生成和运行也有密切关系。所以，津液不但是构成人体的基本物质，也是维持人体生命活动的基本物质。

津与液虽同属水液，但在性状、功能及其分布部位等方面又有一定的区别。一般地说，性质清稀，流动性大，主要布散于体表皮肤、肌肉和孔窍等部位，并渗入血脉，起滋润作用者，称为津；其性较为稠厚，流动性较小，灌注于骨节、脏腑、脑、髓等组织器官，起濡养作用者，称之为液。"津液各走其道，故三焦出气，以温肌肉，充皮肤，为其津；其流而不行者，为液"（《灵枢·五癃津液别》）。

（二）津液的代谢

1. 津液的生成

津液的生成、输布和排泄，是一个涉及多个脏腑一系列生理活动的复杂生理过程。

"饮入于胃，游溢精气，上输于脾，脾气散精，上归于肺，通调水道，下输膀胱，水精四布，五经并行"（《素问·经脉别论》），是对津液代谢过程的简要概括。

津液来源于饮食，通过脾、胃、小肠和大肠消化吸收饮食中的水分和营养而生成的。

脾胃腐熟运化。胃为水谷之海，主受纳腐熟，赖游溢精气而吸收水谷中部分精微。"水之入胃，其精微洒陈于脏腑经脉，而为津液"（《读医随笔·燥湿同形同病》）。脾主运化，赖脾气之升清，将胃肠吸收的谷气与津液上输于心肺，而后输布全身。故曰："津液与气入于心，贯于肺，充实皮毛，散于百脉"（《脾胃论·脾胃盛衰论》）。

小肠主液。小肠泌别清浊，吸收饮食物中大部分的营养物质和水分，上输于脾，而布散全身，并将水液代谢产物经肾输入膀胱，把糟粕下输于大肠。

大肠主津。大肠接受小肠下注的饮食物残渣和剩余水分，将其中部分水液重新吸收，使残渣形成粪便而排出体外。大肠通过其主津功能参与人体内津液的生成。

津液的生成是在脾的主导下，由胃、小肠、大肠的参与而共同完成的，但与其他脏腑也不无关系。

总之，津液的生成取决于如下两方面的因素：其一是充足的水饮类食物，这是生成津液的物质基础；其二是脏腑功能正常，特别是脾胃、大小肠的功能正常。其中任何一方面因素的异常，均可导致津液生成不足，引起津液亏乏的病理变化。

2. 津液的输布

津液的输布主要依靠脾、肺、肾、肝和三焦等脏腑生理功能的综合作用而完成的。

"中焦蒸水谷之津液，化而为血，独行于经隧"（《侣山堂类辨·辨血》）。"津液和调，变化而赤为血"（《灵枢·痈疽》）。心属火，为阳中之太阳，主一身之血脉。津液和血液赖心阳之动力，方能正常运行，环周不休。

脾主运化水谷精微，通过其转输作用，一方面将津液上输于肺，由肺的宣发和肃降，使津液输布全身而灌溉脏腑、形体和诸窍。另一方面，又可直接将津液向四周布散至全身，即脾有"灌溉四旁"之功能，所谓"脾主为胃行其津液"（《素问·厥论》）的作用。

肺主行水，通调水道，为水之上源。肺接受从脾转输而来的津液之后，一方面通过宣发作用将津液输布至人体上部和体表，另一方面，通过肃降作用，将津液输布至肾和膀胱以及人体下部形体。

"肾者水脏，主津液"（《素问·逆调论》）。肾对津液输布起着主宰作用，主要表现在两个方面：一是肾中阳气的蒸腾气化作用，是胃"游溢精气"、脾的散精、肺的通调水道，以及小肠的分别清浊等作用的动力，推动着津液的输布；二是由肺下输至肾的津液，在肾的气化作用下，清者蒸腾，经三焦上输于肺而布散于全身，浊者化为尿液注入膀胱。

肝主疏泄，使气机调畅，三焦气治，气行则津行，促进了津液的输布环流。

三焦为"决渎之官"，气为水母，气能化水布津，三焦对水液有通调决渎之功，是津液在体内流注输布的通道。

津液的输布虽与五脏皆有密切关系，但主要是由脾、肺、肾和三焦来完成的。脾将胃肠而来的津液上输于肺，肺通过宣发肃降功能，经三焦通道，使津液外达皮毛，内灌脏腑，输布全身。

3. 津液的排泄

津液的排泄与津液的输布一样，主要依赖于肺、脾、肾等脏腑的综合作用，其具体排泄途径如下。

汗液：肺气宣发，将津液输布到体表皮毛，被阳气蒸腾而形成汗液，由汗孔排出体外。肺主呼吸，肺在呼气时也带走部分津液（水分）。

尿液：为津液代谢的最终产物，其形成虽与肺、脾、肾等脏腑密切相关，但尤以肾为最。肾之气化作用与膀胱的气化作用相配合，共同形成尿液并排出体外。肾在维持人体津液代谢平衡中起着关键作用，所以说"水为至阴，其本在肾"。

粪便：大肠排出的水谷糟粕所形成的粪便中亦带走一些津液。腹泻时，大便中含水多，带走大量津液，易引起伤津。

综上所述，津液代谢的生理过程，需要多个脏腑的综合调节，其中尤以肺、脾、肾三脏为要，故曰："盖水为至阴，故其本在肾；水化于气，故其标在肺；水惟畏土，故其制在脾"（《景岳全书·肿胀》）。若三脏功能失调，则可影响津液的生成、输布和排泄等过程，破坏津液代谢的平衡，从而导致津液生成不足，或环流障碍，水液停滞，或津液大量丢失等病理改变。其中，尤以肾的功能最为关键。故曰："肾者水脏，主津液"（《素问·逆调论》）。津液生成不足或大量丢失而伤津化燥，甚则阴液亏虚，乃至脱液亡阴，其治宜滋液生津、滋补阴液、敛液救阴。津液停聚则为湿、为饮、为水、为痰，其治当以发汗、化湿、利湿（尿）、逐水、祛痰为法。

（三）津液的功能

津液的功能主要包括滋润濡养、化生血液、调节阴阳和排泄废物等。

1. 滋润濡养

津液以水为主体，具有很强的滋润作用，富含多种营养物质，具有营养功能。

津之与液，津之质最轻清，液则清而晶莹，厚而凝结。精、血、津、液四者在人之身，血为最多，精为最重，而津液之用为最大。内而脏腑筋骨，外而皮肤毫毛，莫不赖津液以濡养。"津亦水谷所化，其浊者为血，清者为津，以润脏腑、肌肉、脉络，使气血得以周行通利而不滞者此也。凡气血中不可无此，无此则槁涩不行矣……液者，淖而极厚，不与气同奔逸者也，亦水谷所化，藏于骨节筋会之间，以利屈伸者。其外出孔窍，曰涕、曰涎，皆其类也"（《读医随笔·气血精神论》）。分布于体表的津液，能滋润皮肤，温养肌肉，使肌肉丰润，毛发光泽；体内的津液能滋养脏腑，维持各脏腑的正常功能；注入孔窍的津液，使口、眼、鼻等九窍滋润；流入关节的津液，能温利关节；渗入骨髓的津液，能充养骨髓和脑髓。

2. 化生血液

津液经孙络渗入血脉之中，成为化生血液的基本成分之一。津液使血液充盈，并濡养和滑利血脉，而血液环流不息。故曰："中焦出气如露，上注溪谷，而渗孙脉，津液和调，变化而赤为血"（《灵枢·痈疽》），"水入于经，其血乃成"（《脾胃论·用药宜忌论》）。

3. 调节阴阳

在正常情况下，人体阴阳之间处于相对的平衡状态。津液作为阴精的一部分，对调节人体的阴阳平衡起着重要作用。脏腑之阴的正常与否，与津液的盛衰是分不开的。人体根据体内的生理状况和外界环境的变化，通过津液的自我调节使机体保持正常状态，以适应外界的变化。如寒冷的时候，皮肤汗孔闭合，津液不能借汗液排出体外，而下降入膀胱，使小便增多；夏暑季节，汗多则津液减少下行，使小便减少。当体内丢失水液后，则多饮水以增加体内的津液。"水谷入于口，输于肠胃，其液别为五，天寒衣薄则为溺与气，天热衣厚则为汗"（《灵枢·五癃津液别》），由此调节机体的阴阳平衡，从而维持人体的正常生命活动。

4. 排泄废物

津液在其自身的代谢过程中，能把机体的代谢产物通过汗、尿等方式不断地排出体外，使机体各脏腑的气化活动正常。若这一作用受到损害和发生障碍，就会使代谢产物潴留于体内，而产生痰、饮、水、湿等多种病理变化。

（四）五脏化液

1. 五脏化液的概念

汗、涕、泪、涎、唾五种分泌物或排泄物称之为五液。五液由五脏所化生，即心为汗，肺为涕，肝为泪，脾为涎，肾为唾。五液由五脏所化生并分属于五脏，故称五脏化液，又称五脏化五液。

2. 五脏与五液的关系

五液属津液范畴，皆由津液所化生，分布于五脏所属官窍之中，起着濡养、滋润以及调节津液代谢的作用。五液的化生、输布和排泄是在津液的化生、输布和排泄的气化过程中完成的，是多个脏腑，特别肺、脾、肾等综合作用的结果。但五脏是脏象学说的核心，故又将汗、涕、泪、涎、唾分属于五脏。故曰："人之一身，有涕、泪、涎、唾、便、溺，皆属一水之化，而发于九窍之中"（《质疑录》）。"汗与小便，皆可谓之津液"（《读医随笔·气血精神论》）。五脏与五液的关系是津液代谢过程中，整体调节与局部调节的统一。

（1）汗为心之液：什么是汗？"阳加于阴谓之汗"（《素问·阴阳别论》）。"阳"，是指体内的阳气；"阴"，是指体内的阴液。所谓"阳加于阴谓之汗"，是说汗液为津液通过阳气的蒸腾气化后，从玄府（汗孔）排出的液体。汗液的分泌和排泄，还有赖于卫气对腠理的开阖作用。腠理开，则汗液排泄；腠理闭，则无汗。因为汗为津液所化，血与津液又同出一源，因此有"汗血同源"之说。血又为心所主，汗为血之液，气化而为汗，故有"汗为心之液"之称。正如李中梓所说："心之所藏，在内者为血，发于外者为汗，汗者心之液也"（《医宗必读·汗》）。由于汗与血液，生理上有密切联系，故它们在病理上也互相影响。就汗与血液的关系而言，汗出过多，可耗血伤津。反之，津亏血少，汗源不足。故临床上出现血虚之候时，应慎用汗法。"夺血者无汗，夺汗者无血"的道理就在于此。就汗与心的关系而言，汗出过多，耗伤心的气血，则见心悸怔忡等。由于汗出是阳气蒸发津液的结果，故大汗淋漓也会伤及人的阳气，导致大汗亡阳的危候。反之，当心的气血不足时，也会引起病理性的出汗，如心气虚，表卫不固而自汗；心阴虚，阳不敛阴而盗汗。

（2）涕为肺之液：涕是由鼻内分泌的黏液，有润泽鼻窍的功能。鼻为肺之窍，五脏化液，肺为涕。在肺的生理功能正常时，鼻涕润泽鼻窍而不外流。若肺感风寒，则鼻流清涕；肺感风热，则鼻流浊涕；如肺燥，则鼻干涕少或无涕。

（3）涎为脾之液：涎为口津，唾液中较清稀的称作涎，涎具有保护和清洁口腔的作用。在进食时涎分泌较多，还可湿润和溶解食物，使之易于吞咽和消化。在正常情况下，涎液上行于口但不溢于口外。若脾胃不和，则往往导致涎液分泌急剧增加，而发生口涎自出等现象，故说脾在液为涎。

（4）泪为肝之液：肝开窍于目，泪从目出。泪有濡润、保护眼睛的功能。在正常情况下，泪液的分泌，是濡润而不外溢，但在异物侵入目中时，泪液即可大量分泌，起到清洁眼目和排除异物的作用。在病理情况下，则可见泪液分泌异常。如肝的阴血不足，泪液分泌减少，常现两目干涩；如风火赤眼，肝经湿热，可见目眵增多，迎风流泪等。此外，在极度悲哀的情况下，泪液的分泌也可大量增多。

（5）唾为肾之液：唾与涎同为口津，即唾液。较稠者为唾，较稀薄者为涎。脾之液为涎而肾之液为唾。唾液除了具有湿润与溶解食物，使之易于吞咽，以及清洁和保护口腔的作用外，还有滋养肾精之功。因唾为肾精所化，多唾或久唾则易耗肾精，所以有常吞咽津唾以养肾精之说。

五、精气血津液的关系

气、血、津液、精等均是构成人体和维持人体生命活动的基本物质，均赖脾胃化生的水谷精微不断地补充，在脏腑组织的功能活动和神的主宰下，它们之间又相互渗透、相互促进、相互转化。在生理功能上，又存在着相互依存、相互制约和相互为用的密切关系。

（一）气与血的关系

气属阳，主动，主煦之；血属阴，主静，主濡之。这是气与血在属性和生理功能上的区别。但两者都源于脾胃化生的水谷精微和肾中精气，在生成、输布（运行）等方面关系密切，故曰："气中有血，血中有气，气与血不可须臾相离，乃阴阳互根，自然之理也"（《难经本义》）。"人之一身，皆气血之所循行，气非血不和，血非气不运，故曰：气主煦之，血主濡之"（《医学真传·气血》）。这种关系可概括为"气为血之帅""血为气之母"。

1. 气对血的作用

气对血的作用，是气为血之帅，气为血帅包含着三方面的意义：气能生血，气能行血，气能摄血。

（1）气能生血：气能生血是指气的运动变化是血液生成的动力。从摄入的饮食物转化成水谷精微，从水谷精微转化成营气和津液，从营气和津液转化成赤色的血，其中每一个转化过程都离不开气的运动变化，而气的运动变化又是通过脏腑的功能活动表现出来的。气的运动变化能力旺盛，则脏腑的功能活动旺盛，化生血液的功能亦强；气的运动变化能力减弱，则脏腑功能活动衰退，化生血液的功能亦弱。气旺则血充，气虚则血少。故在临床治疗血虚疾患时，常配合补气药，就是补益生血的动力，所以说："前贤谓气能生血者……人身有一种气，其性情功力能鼓动人身之血，由一丝一缕化至十百千万，气之力止而后血之数亦止焉。常见人之少气者，及因病伤气者，面色络色必淡，未尝有失血之症也，以其气力已怯，不能鼓化血汁耳。此一种气，即荣气也，发源于心，取资于脾胃，故曰心生血，脾统血，非心脾之体能生血统血也，以其藏气之化力能如此也"（《读医随笔·气能生血血能藏气》）。

（2）气能行血：气能行血指气的推动作用是血液循行的动力。气一方面可以直接推动血行，如宗气；另一方面又可促进脏腑的功能活动，通过脏腑的功能活动推动血液运行。"运血者即是气"（《血证论·阴阳水火气血论》），"气行乃血流"（《素问·五脏生成论》王冰注）。气生成于血中而固护于血外，气为血之帅，血在脉中流行，实赖于气之率领和推动。故气之正常运动，对保证血液的运行有着重要意义。总之，气行则血行，气止则血止，气有一息之不运，则血有一息之不行；所以临床上治疗血行失常，常以调气为上，调血次之。如气虚不能行血则面色㿠白，补气行血则面色润泽；气滞则血瘀，妇女月经闭止，行气活血则经通。

（3）气能摄血：气能摄血即气对血的统摄作用。气的固摄作用使血液正常循行于脉管之中而不逸于脉外。"人身之生，总之以气统血""血之运行上下，全赖乎脾"（《血证论·脏腑病机论》）。"血所以丽气，气所以统血。非血之足以丽气也，营血所到之处，则气无不丽焉；非气不足以统血也，卫气所到之处，则血无不统焉。气为血帅故也"（《张聿青医案》）。气摄血，实际上是脾统血的作用。"诸血皆统于脾"（《类证治裁·内景综要》），脾为气血运行上下之总枢，其气上输心肺，下达肝肾，外灌溉四旁，充溢肌肤，所谓居中央而畅四方，血即随之运行不息。若脾虚不能统血，则血无所主，因而脱陷妄行。气不摄血则可见出血之候，故治疗时，必须用补气摄血之法，方能达到止血的目的。如临床上每见血脱之危候，治本"血脱者固气"之法，用大剂独参汤补气摄血而气充血止。

2. 血对气的作用

血对气的作用，即血为气之母。血为气母是指气在生成和运行中始终离不开血。血为气母的含义有二：其一，血能生气。气存血中，血不断地为气的生成和功能活动提供水谷精微，水谷精微是全身之气的生成和维持其生理功能的主要物质基础。而水谷精微又赖血以运之，借以为脏腑的功能活动不断地供给营养，使气的生成与运行正常地进行。所以血盛则气旺，血衰则气少。其二，血能载气，"守气者即是血""载气者，血也"（《血证论·阴阳水火气血论》）。气存于血中，赖血之运载而达全身。血为气之守，气必依附于血而静谧。故云："气阳而血阴，血不独生，赖气以生之；气无所附，赖血以附之"（《医论三十篇》）。否则，血不载气，则气将飘浮不定，无所归附。故气不得血，则散而无所附。所以在临床上，每见大出血之时，气亦随之而涣散，形成气随血脱之候。

综上所述，气与血，一阴一阳，互相维系，气为血之帅，血为气之母。"一身气血，不能相离，气中有血，血中有气，气血相依，循环不已"（《不居集》）。若血气不和，则百病丛生。

（二）气与精的关系

1. 气对精的作用

精包括先天之精和后天之精。精依气生，气化为精。精之生成源于气，精之生理功能赖于气之推动和激发。如肾精之秘藏，赖元气固护于外。气聚则精盈，气弱则精走。元气亏损，肾失封藏，每见失精之害。"精乃气之子"，精之与气，本自互生，精气充足，则神自旺。

2. 精对气的作用

"精化为气，元气由精而化也"（《类经，阴阳类》）。精藏于肾，肾精充盛，盛乃能泻，不断地供给五脏六腑，以促进脏腑的生理活动。五脏六腑的功能正常，则元气方能化生不已。精盈则气盛，精少则气衰。故元精失则元气不生，元阳不充。所以失精家每见少气不足以息，动辄气喘，肢倦神疲，懒于语言等气虚之证。

（三）气与津液的关系

气属阳，津液属阴，这是气和津液在属性上的区别，但两者均源于脾胃所运化的水谷精微，在其生成和输布过程中有着密切的关系。在病理上病气即病水，病水即病气。所以在治疗上，治气即是治水，治水即是治气。

1. 气对津液的作用

气对津液的作用表现为气能生津、行津、摄津三个方面。

（1）气能生津：气是津液生成与输布的物质基础和动力。津液源于水谷精气，而水谷精气赖脾胃之腐熟运化而生成。气推动和激发脾胃的功能活动，使中焦之气机旺盛，运化正常，则津液充足。"水化于气"（《血证论·阴阳水火气血论》），"气可化水"（《程杏轩医案续录》）。所以，津液的生成、输布和排泄均离不开气的作用。故三焦之气失职，则津液停聚而为湿为水为肿。如太阳蓄水证，水热互结于膀胱，气化不行，津液不布，则口渴而小便不利，治以五苓散助气化而散水邪，膀胱津液得以化气，升腾于上，敷布于脏腑而还为津液，不生津而渴自止。所以气旺则津充，气弱则津亏。

（2）气能行津：气能行津指气的运动变化是津液输布排泄的动力。气的升降出入运动作用于脏腑，表现为脏腑的升降出入运动。脾、肺、肾、肝等脏腑的升降出入运动完成了津液在体内的输布、排泄过程，所谓"气行水亦行"（《血证论·阴阳水火气血论》）。当气的升降出入运动异常时，津液输布、排泄过程也随之受阻。反之，由于某种原因，使津液的输布和排泄受阻而发生停聚时，则气的升降出入运动亦随之而不利。由气虚、气滞而导致的津液停滞，称作气不行水；由津液停聚而导致的气机不利，称作水停气滞。两者互为因果，可形成内生之水湿、痰饮，甚则水肿等病理变化。这是在临床上治疗水肿行气与利水法常常并用的理论依据之一。

（3）气能摄津：气能摄津是指气的固摄作用控制着津液的排泄。体内的津液在气的固摄作用控制下维持着一定的量。若气的固摄作用减弱，则体内津液任意经汗、尿等途径外流，出现多汗、漏汗、多尿、遗尿的病理现象，临床治疗时应注意补气固津。

2. 津液对气的作用

"水可化气"（《程杏轩医案续录》），"气生于水"（《血证论·阴阳水火气血论》）。水谷化生的津液，通过脾气升清散精，上输于肺，再经肺之宣降通调水道，下输于肾和膀胱。在肾阳的蒸动下，化而为气，升腾敷布于脏腑，发挥其滋养作用，以保证脏腑组织的正常生理活动，故云："水精四布，五经并行"（《素问·经脉别论》）。此外，津液是气的载体，气必须依附于津液而存在，否则就将涣散不定而无所归。因此，津液的丢失，必导致气的耗损。如暑病伤津耗液，不仅口渴喜饮，且津液虚少无以化气，而见少气懒言、肢倦乏力等气虚之候。若因汗、吐太过，使津液大量丢失，则气亦随之而外脱，形成"气随液脱"之危候，故曰："吐下之余，定无完气"（《金匮要略心典》）。

（四）血与精的关系

精能化血，血能生精，精血互生，故有"精血同源"之说。

1. 血对精的作用

"夫血者，水谷之精气也，和调于五脏，洒陈于六腑，男子化而为精，女子上为乳汁，下为经水"（《赤水玄珠·调经门》）。"精者，血之精微所成"（《读医随笔·气血精神论》）。血液流于肾中，与肾精化合而成为肾所藏之精。由于血能生精，血旺则精充，血亏则精衰。临床上每见血虚之候往往有肾精亏损之征。

2. 精对血的作用

"血即精之属也，但精藏于肾，所蕴不多，而血富于冲，所至皆是"（《景岳全书·血证》）。肾藏精，精生髓，髓养骨，"骨髓坚固，气血皆从"（《素问·生气通天论》）。由此可见，精髓是化生血液的重要物质基础。精足则血足，所以肾精亏损可导致血虚。目前治疗再生障碍性贫血，用补肾填精之法而获效。以补肾为主治疗血虚，就是以精可化血为理论依据的。

（五）血与津液的关系

血与津液均是液态物质，均有滋润和濡养作用，与气相对而言，二者均属于阴，在生理上相互补充，病理上相互影响。

1. 血对津液的作用

运行于脉中的血液，渗于脉外便化为有濡润作用的津液。"十二经脉，三百六十五络，其血气皆上于面而走空窍……其气之津液，皆上熏于面"（《灵枢·邪气脏腑病形》）。当血液不足时，可导致津液的病变，如血液瘀结，津液无以渗于脉外，以濡养皮肤肌肉，则肌肤干燥粗糙甚至甲错。失血过多时，脉外之津液渗入脉中以补偿血容量的不足，因之而导致脉外的津液不足，出现口渴、尿少、皮肤干燥等表现。所以，中医有"夺血者无汗""衄家不可发汗""亡血者，不可发汗"之说。

2. 津液对血的作用

津液和血液同源于水谷精微，被输布于肌肉、腠理等处的津液，不断地渗入孙络，成为血液的组成成分。所以，有"津血同源"之说。汗为津液所化，汗出过多则耗津，津耗则血少，故又有"血汗同源"之说。如果津液大量损耗，不仅渗入脉内之津液不足，甚至脉内之津液还要渗出于脉外，形成血脉空虚、津枯血燥的病变。所以，对于多汗夺津或津液大量丢失的患者，不可用破血逐瘀之峻剂，故《灵枢·营卫生会》有"夺汗者无血"之说。

血与津液均是周流于全身的液态物质，不仅同源于水谷精微，而且在运行输布过程中相辅相成，互相交会，津可入血，血可成津，"水中有血，血中有水""水与血原并行而不悖"（《血证论·阴阳水火气血论》），共同发挥其滋养、濡润作用。在病理上血与津液又相互影响，"孙络水（今改外）溢，则经有留血"（《素问·调经论》）。"经为血，血不利则为水，名曰血分"（《金匮要略·水气病脉证并治》）。血能病水，水能病血。水肿可导致血瘀，血瘀亦可导致水肿，这是临证屡见不鲜的。瘀血也可是水肿形成后的病理产物，而水肿则往往有瘀血见证。"汗出过多则伤血，下后亡津液则伤血，热结膀胱则下血，是水病而累血也"（《血证论·阴阳水火气血论》），这里把汗、津液以及膀胱所藏之液均归于水类。阴水过多地损耗必然使阴血发生虚或瘀的变化。

"吐血咳血，必兼痰饮，血虚则精竭水结，痰凝不散，失血家往往水肿，瘀血化水，亦发水肿，是血病而兼水也"（《血证论·吐血》）。例如心咳、肺咳，往往可以继发水肿。另外，血、水还可以同时发病，例如妇女经闭水肿、外伤瘀血水肿等。由于血液与津液在病理上常互相影响而并存，故在治疗上应注意水病治血、血病治水、水血兼顾等。

第
二
章

常
用
中
医
药
适
宜
技
术

第一节　针法

一、毫针刺法

毫针刺法，是指利用毫针针具，通过一定的手法刺激机体的穴位，以疏通经络、调节脏腑，从而达到扶正祛邪、治疗疾病的目的。毫针技术的适应证广泛，用于治疗内、外、妇、儿等科的多种常见病、多发病。

（一）毫针的构造和规格

毫针分为五个部分：以铜丝或铅丝紧密缠绕的一端为针柄；针柄的末端多缠绕成圆筒状称针尾；针的尖端锋锐的部分称针尖；针柄与针尖之间的部分称针身；针柄与针身的连接之处为针根。毫针的长短、粗细规格，是指针身而言（其规格见表 2-1，表 2-2）。

表 2-1　毫针的长短规格

寸	0.5	1	1.5	2	2.5	3	3.5	4	4.5	5
长度/mm	15	25	40	50	65	75	90	100	115	125

表 2-2　毫针的粗细规格

号数	26	27	28	29	30	31	32	33	34	35
直径/mm	0.45	0.42	0.38	0.34	0.32	0.30	0.28	0.26	0.23	0.22

（二）针刺练习

针刺练习，主要是指指力和手法的练习，是初学针刺者的基本技能训练。

1. 纸垫练针法

用松软的纸张，折叠成长约 8cm，宽约 5cm，厚约 2～3cm 的纸块。用线如"井"字形扎紧，做成纸垫。练针时，左手执垫，右手拇、示、中指前后交替地捻动针柄，穿透纸垫，反复练习（图 2-1）。

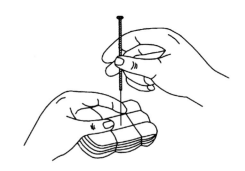

图 2-1　纸垫针刺练习示意

2. 棉团练针法

用棉花做衬，用布将棉花扎紧，成直径约 6～7cm 的棉团，练针方法同纸垫练针法。所不同的是棉团松软，可做提插、捻转等多种基本的练习（图 2-2）。

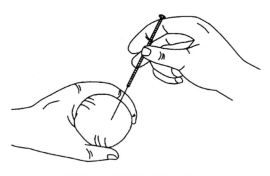

图 2-2　棉团针刺练习示意

（三）针刺前的准备

1. 选择针具

选择针具，应根据患者的性别、年龄、肥瘦、体质、病情、病位及所取腧穴，选取长短、粗细适宜的针具。《灵枢·官针》篇说"九针之宜，各有所为，长短大小，各有所施也"。如男性、体壮、形肥且病位较深者，可选取稍粗稍长的毫针。反之若为女性、体弱、形瘦而病位较浅者，则应选用较短、较细的针具，临床上选针常以将针刺入腧穴应至之深度，而针身还应露在皮肤上稍许为宜。

2. 选择体位

为了使患者在治疗中有较为舒适而又能耐久的体位，既便于取穴、操作，又能适当留针，因此在针刺时必须选择好体位。临床常用的有仰靠坐位、俯伏坐位、仰卧位、侧卧位等。对于初诊、精神紧张或年老、体弱、病重的患者，有条件时应选取卧位，以避免发生晕针等意外事故。

3. 消毒

包括针具消毒、腧穴部位的消毒和医者手指的消毒。非一次性针具可用高压蒸汽消毒或75％酒精浸泡30min消毒。同时应注意尽可能做到一穴一针。腧穴部位可用75％酒精棉球拭擦消毒，或先用2.5％碘酒棉球擦拭后再用酒精棉球涂擦消毒。至于医者手指，应先用肥皂水洗净，再用75％酒精棉球擦拭即可。

（四）刺法

1. 进针法

在针刺时，一般用右手持针操作，称"刺手"，左手爪切按压所刺部位或辅助针身，称"押手"。具体方法有以下几种。

① 指切进针法：又称爪切进针法，用左手拇指或示指端切按在腧穴位置旁，右手持针，紧靠左手指甲面将针刺入（图2-3）。此法适宜于短针的进针。

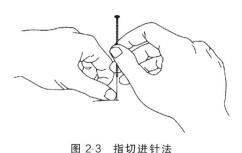

图 2-3　指切进针法

② 夹持进针法：用左手拇、示二指持捏消毒干棉球，夹住针身下端，将针尖固定在腧穴表面，右手捻动针柄，将针刺入腧穴（图 2-4）。此法适用于长针的进针。

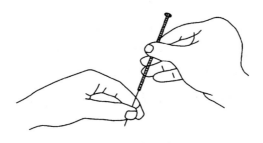

图 2-4　夹持进针法

③ 舒张进针法：用左手示、拇指将所刺腧穴部位的皮肤向两侧撑开，使皮肤绷紧，右手持针，使针从左手拇、示二指的中间刺入（图 2-5）。此法主要用于皮肤松弛部位的腧穴。

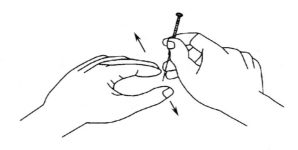

图 2-5　舒张进针法

④ 提捏进针法：用左手拇、示二指将针刺部位的皮肤捏起，右手持针，从捏起的上端将针刺入（图 2-6）。此法主要用于皮肉较薄部位的进针，如印堂等。

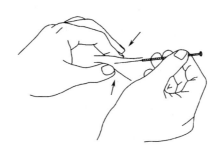

图 2-6　提捏进针法

2. 针刺的角度和深度

在针刺过程中，掌握正确的针刺角度、方向和深度，是增强针感，提高疗效，防止意外事故发生的重要环节。同一腧穴，由于针刺角度、方向、深度的不同，所产生的针感强弱、方向和疗效常有明显差异。

① 角度：指进针时的针身与皮肤表面所形所的夹角。它是根据腧穴所在位置和医者针刺时所要达到的目的结合而定，一般有以下几种（图2-7）。

直刺：针身与皮肤表面是90°角左右垂直刺入。此法适于大部分腧穴。

斜刺：针身与皮肤表面呈45°角左右倾斜刺入。此法适用于肌肉较浅薄处或内在重要脏器或不宜于直刺、深刺的穴位。

平刺：即横刺、沿皮刺。是针身与皮肤表面呈15°角左右沿皮刺入。此法适于皮薄肉少的部位，如头部的腧穴等。

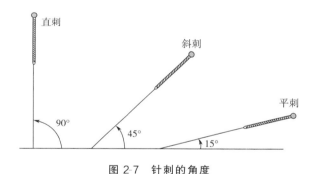

图 2-7　针刺的角度

② 深度：指针身刺入人体内的深浅程度。在此仅根据下列情况作介绍。

体质：身体瘦弱浅刺，身强体肥者深刺。

年龄：年老体弱及小儿娇嫩之体宜浅刺；中青年身强体壮者宜深刺。

病情：阳证、新病宜浅刺；阴证、久病宜深刺。

部位：头面和胸背及皮薄肉少处宜浅刺，四肢、臀、腹及肌肉丰满处宜深刺。

针刺的角度和深度关系极为密切，一般来说，深刺多用直刺；浅刺多用斜刺或平刺。对天突、哑门、风府等穴及眼区，胸背和重要脏器如心、肝、肺等部位的腧穴，尤其要注意掌握好针刺角度和深度。

3. 行针与得气

行针也叫运针，是指将针刺入腧穴后，为了使之得气而施行的各种刺针手法。得气也称针感，是指将针刺入腧穴后所产生的经气感应。当产生得气时，医者会感到针下有徐和或沉紧的感觉，同时患者也会在针下有相应的酸、麻、胀、重感，甚或沿着一定部位，向一定方向扩散传导的感觉。若没有得气，则医者感到针下空虚无物，患者亦无酸、麻、胀、重等感觉。正如窦汉卿在《标幽赋》中所说"轻滑慢而示来，沉涩紧而已至……气之至也，如鱼吞钩饵之浮沉；气未至也，如闲处幽堂之深"。

得气与否及气至的迟速，不仅直接关系到疗效，而且可以供以窥测疾病的预后。《灵枢·九针十二原》载："刺之而气不至，无问其数；刺之而气至，乃去之……刺之要，气至而有效。"这充分说明了得气的重要意义。临床上一般是得气迅速时，疗效较好；得气较慢时，效果就差；若不得气，则可能无效。《金针赋》也说"气速效速，气迟效迟"。因此，临床上若刺之而不得气时，就要分析原因，或因取穴不准，手法运用不当，或为针刺角度有误。

深浅失度。此时就要重新调整针刺部位、角度深度、运用必要的手法，再次行针，一般即可得气。如患者病久体虚，以致经气不足，或因其他病理因素致局部感觉迟钝，而不易得气时，可采用行针推气，或留针候气，或用温针，或加艾灸，以助经气的来复，易促使得气，或因治疗，经气逐步得到恢复，则可迅速得气。若用上法而仍不得气者，多为脏腑经络之气虚衰已极。对此，当考虑配合或改用其他疗法。

行针手法分为基本手法和辅助手法两类。

① 基本手法有以下两种。

提插法：是将针刺入腧穴的一定深度后，使针在穴内进行上、下进退的操作方法（图2-8）。把针从浅层向下刺入深层为插；由深层向上退到浅层为提。

捻转法：是将针刺入腧穴的一定深度后，以右手拇指和中、示二指持住针柄，进行一前一后地来回旋转捻动的操作方法（图2-9）。

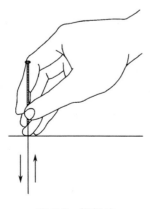

图 2-8　提插法

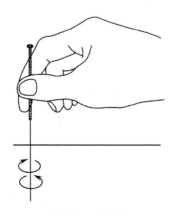

图 2-9　捻转法

以上两种手法，既可单独应用，也可相互配合运用，可根据情况灵法运用。

② 辅助手法是针刺时用以辅助行针的操作方法，常用的有以下几种。

循法：是以左手或右手于所刺腧穴的四周或沿经脉的循行部位，进行徐和的循按或循摄的方法。此法在未得气时用之可通气活血，有行气、催气之功，若针下过于沉紧时，用之可宣散气血，使针下徐和。

刮柄法：是将针刺入一定深度后，用拇指或示指的指腹抵住针尾，用拇指、示指或中指爪甲，由下而上地频频刮动针柄的方法（图 2-10）。此法在不得气时，用之可激发经气，促使得气。

弹针法：是将针刺入腧穴后，以手指轻轻弹针柄，使针身产生轻微的震动，而使经气速行（图 2-11）。

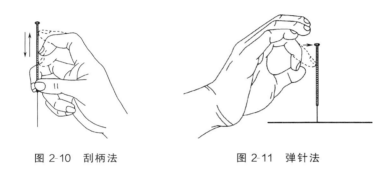

图 2-10 刮柄法　　　　　　　　图 2-11 弹针法

搓柄法：是将针刺入后，以右手拇、示、中指持针柄单向捻转，如搓线状，每次搓 2～3 周或 3～5 周，但搓时应与提插法同时配合使用，以免针身缠绕肌肉纤维。此法有行气、催气和补虚泻实的作用。

摇柄法：是将针刺入后，手持针柄进行摇动，如摇橹或摇辘轳之状，可起行气作用。

震颤法：针刺入后，左手持针柄，用小幅度、快频度的提插捻转动作，使针身产生轻微的震颤，以促使得气或增强祛邪、扶正的作用。

4. 针刺补泻

针刺补泻是根据《灵枢·经脉》："盛则泻之，虚则补之，热则疾之，寒则留之，陷下则灸之。"的理论原则而确立的两种不同的治疗方法。是针刺治病的一个重要环节，也是毫针刺法的核心内容。

补法是泛指能鼓舞人体正气，使低下的功能恢复旺盛的方法。泻法是泛指能疏泄病邪、使亢进的功能恢复正常的方法。针刺补泻就是通过针刺腧穴，采用适当的手法激发经气以补益正气，疏泄病邪而调节人体脏腑经络功能，促使阴阳平衡而恢复健康。补泻效果的产生主要取决于以下三个方面。

功能状态：当机体处于虚怠状态而呈虚证时，针刺可以起到补虚的作用。若机体处于邪盛而呈实热、闭证的实证情况下，针刺又可以泻邪，而起清热启闭的泻实作用。如胃肠痉挛疼痛时，针刺可以止痉而使疼痛缓解。胃肠蠕动缓慢而呈弛缓时，针刺可以增强肠胃蠕动而使其功能恢复正常。

腧穴特性：腧穴的功能不仅具有普遍性，而且有些腧穴具有相对特性，如有的适于补虚，如足三里、关元等；有的适宜泻实，如十宣、少商等。

针刺手法：是促使人体内在因素转化的条件，是实现补虚泻实的重要环节。

5. 留针与出针

留针：是指进针后，将针置穴内不动，以加强针感和针刺的持续作用，留针与否和留针时间的长短依病情而定。一般病症，只要针下得气，施术完毕后即可出针或酌留 10～20min。但对一些慢性、顽固性、疼痛性、痉挛性病证，可适当增加留针时间，并在留针中间间歇行针，以增强疗效。留针还可起到候气的作用。

出针：出针时，是以左手拇、示指按住针孔周围皮肤，右手持针轻微捻转并慢慢提至皮下，然后迅速拔出并用干棉球按压针孔防止出血，最后检查针数，防止遗漏。

（五）异常情况的处理及预防

1. 晕针

[原因] 患者精神紧张、体质虚弱、饥饿疲劳、大汗大泄大出血后，或体位不当，或医者手法过重而致脑部暂时缺血。

[表现] 患者突然出现精神疲倦、头晕目眩、面色苍白、恶心欲呕、多汗、心慌、四肢发冷、血压下降、脉象沉细或神志昏迷、仆倒在地、唇甲青紫、二便失禁、脉微细欲绝。

[处理] 首先将针全部取出，使患者平卧，头部稍低，注意保暖，轻者在饮温开水或糖水后即可恢复正常；重者在上述处理的基础上，可指掐或针刺人中、素髎、内关、足三里，灸百会、气海、关元等穴，必要时应配合其他急救措施。

[预防] 对于初次接受针刺治疗和精神紧张者，应先作好思想工作，消除顾虑；正确选择舒适持久的体位（尽可能采取卧位），取穴不宜太多，手法不宜过重；对于过度饥饿、疲劳者，不予针刺。留针过程中，医者应随时注意观察患者的神色，询问患者的感觉，一旦出现晕针先兆，可及早采取处理措施。

2. 滞针

[原因] 患者精神紧张。针刺入后，局部肌肉强烈收缩，或因毫针刺入肌腱，

行针时捻转角度过大或连续进行单向捻转而使肌纤维缠绕针身。

［表现］进针后，出现提插捻转及出针困难。

［处理］嘱患者消除紧张状态，使局部肌肉放松。因单向捻转而致者，需反向捻转。如属肌肉一时性紧张，可留针一段时间，再行捻转出针。也可以按揉局部，或在附近部位加刺一针，转移患者注意力，随之将针取出。

［预防］对精神紧张者，先作好解释工作，消除紧张顾虑，进针时避开肌腱，行针时捻转角度不宜过大，更不可单向连续捻转。

3. 弯针

［原因］医者进针手法不熟练，用力过猛，或碰到坚硬组织；留针中患者改变体位；针柄受到外物的压迫和碰撞以及滞针未得到及时正确的处理。

［表现］针身弯曲，针柄改变了进针时刺入的方向和角度，提插捻转及出针均感困难，患者感觉疼痛。

［处理］如系轻微弯曲，不能再行提插捻转，应慢慢将针退出；弯曲角度过大时，应顺着弯曲方向将针退出；如因患者改变体位而致，应嘱患者恢复原体位，使局部肌肉放松，再行退针，切忌强行拔针。

［预防］医师进针手法要熟练，指力要轻巧，患者体位要舒适，留针时不得随意改动体位，针刺部位和针柄不能受外物碰撞和压迫，如有滞针及时正确处理。

4. 断针

［原因］针具质量欠佳，针身或针根有剥蚀损坏；针刺时，针身全部刺入；行针时，强力捻转提插，肌肉强烈收缩或患者改变体位；滞针和弯针现象未及时正确处理。

［表现］针身折断，残端留在患者体内。

［处理］嘱患者不要紧张，不要乱动，以防断端向肌肉深层陷入。如断端还在体外，可用手指或镊子取出；如断端与皮肤相平，可挤压针孔两旁，使断端暴露体外，用镊子取出；如针身完全陷入肌肉，应以 X 线下定位，外科手术取出。

［预防］认真检查针具，对不符合质量要求的应剔出不用。选针时，针身的长度要比准备刺入的深度长 5 分。针刺时，不要将针身全部刺入，应留一部分在体外。进针时，如发生弯针，应立即出针，不可强行刺入。对于滞针和弯针，应及时正确处理，不可强行拔出。

5. 血肿

［原因］针尖弯曲带钩，使皮肉受损或针刺时误伤血管。

［表现］出针后，局部呈青紫色或肿胀疼痛。

［处理］微量出血或针孔局部小块青紫，是小血管受损引起，一般不必处理，可自行消退。如局部青紫较重或活动不便者，在先行冷敷止血后再行热敷，或按揉局部，以促使局部瘀血消散。

［预防］仔细检查针具，熟悉解剖部位，避开血管针刺。

（六）针刺注意事项

（1）过于饥饿、疲劳、精神高度紧张者，不行针刺。体质虚弱者，刺激不宜过强，并尽可能采取卧位。

（2）怀孕3个月以下者，下腹部禁针。3个月以上者，上下腹部、腰骶部及一些能引起子宫收缩的腧穴如合谷、三阴交、昆仑、至阴等均不宜针刺。月经期间，如月经周期正常者，最好不予针刺。月经周期不正常者，为了调经可以针刺。

（3）小儿囟门未闭时，头顶部腧穴不宜针刺。此外因小儿不能配合，故不宜留针。

（4）避开血管针刺，防止出血；常有自发性出血或损伤后出血不止的患者不宜针刺。

（5）皮肤有感染、溃疡、瘢痕或肿瘤的部位不宜针刺。

（6）防止刺伤重要脏器。《素部·诊要经终论》说："凡刺胸腹者，必避五脏。"

① 针刺眼区腧穴，要掌握一定的角度和深度。不宜大幅度提插捻转或长时间留针，以防刺伤眼球和出血。

② 背部第十一胸椎两侧，侧胸（腋中线）第八肋间，前胸（锁骨中线）第六肋间以上的腧穴，禁止直刺、深刺，以免刺伤心、肺，尤其对肺气肿患者，更需谨慎，防止发生气胸。

③ 两胁及肾区的腧穴，禁止直刺、深刺，以免刺伤肝、脾、肾脏，尤以肝脾肿大患者，更应注意。

④ 对于胃溃疡、肠粘连、肠梗阻患者的腹部和尿潴留患者的耻骨联合区，必须注意针刺的角度、深度，如刺法不当，也可能刺伤胃肠道和膀胱，引起不良后果。

⑤ 针刺项部及背部正中线第一腰椎以上的腧穴，如进针角度、深度不当。易误伤延髓和脊髓，引起严重后果。针刺这些穴位至一定深度如患者出现触电感向四肢或全身放射，应立即退针，切忌捣针。

（七）创伤性气胸

凡刺胸骨上窝，胸骨切迹上缘及第十一胸椎两侧，侧胸（腋中线）第八肋间，前胸（锁骨中线）第六肋间以上的腧穴，如针刺方向、角度和深度不当，都有刺伤肺脏，使空气进入胸腔，导致创伤性气胸。其临床表现，轻者感胸痛、胸闷、心慌、呼吸不畅；重者则出现呼吸困难、心跳加快、发绀、出汗和血压下降等。体检时可见患侧胸部肋间隙增宽，触诊可见气管向健侧移位，患侧胸部叩诊呈鼓音，心浊音界缩小，肺部听诊呼吸音明显减弱或消失。X线胸透可进一步确诊。

为了有效地防止发生气胸，针刺以上部位时，医者思想必须高度集中，正确为患者选择体位，熟悉解剖部位，掌握好针刺方向、角度和深度。一旦有气胸发生，轻者可作对症处理，如咳嗽者给予镇咳药等。同时给予抗菌药，防止感染。一般休息5～7天后，即可自行吸收痊愈。重者需及时采取一系列抢救措施，如胸穿抽气、吸氧、抗休克等。如因条件限制，处理有困难时，必须及时转送有条件医院进行救治。

二、平衡针

平衡针是王文元教授发明的针法，通过针刺体表的特定反应点治疗相关疾病的方法。以心理、生理、社会、自然相适应的整体医学调节模式，充分利用人体的信息系统（即神经、经络与体液系统）和针刺技术的反馈效应原理，以针刺为手段，选择人体某一特定穴位，从而激发、调动患者的自身防卫系统，依靠患者自身达到自我修复、自我完善、自我调节。

平衡针共38个穴位，常用的不过十几个，且穴位集中在四肢与头部，避开了胸腹脏器。"快针"要求3s内结束，"飞针"只需1s浅表刺激即可，这让它易掌握、无风险。同时，它又具备极强的实用性。平衡针治疗快捷、无副作用。

平衡针技术临床常用于颈肩腰腿痛、高血压、高血脂、糖尿病等疾病的治疗，具有安全简便、一穴多病、快速见效的特点。

（一）操作方法

1. 取穴原则

（1）特异性取穴：特异性取穴主要是针对全身性疾病的取穴方法。如降压穴、降脂穴、降糖穴、感冒穴等。

（2）交叉性取穴：交叉性取穴主要是指治疗部位与疾病部位的上下和左右交叉的取穴方法。如治疗臀部疾病取对侧臂丛神经支配的肩关节部位的臀痛穴，治疗肩关节病变取下肢对侧坐骨神经支配的小腿部位的肩痛穴。

（3）对称性取穴：对称性取穴主要是指治疗部位与疾病部位左右对称或前后对称的取穴方法。如治疗胸部的乳腺疾病取背部的乳腺穴，治疗右侧肩关节、肘关节、腕关节病变取对称的左侧肩关节相应部位平衡针穴位。

2. 持针方法

（1）根据不同平衡针穴位，选择不同长度的针具。临床多选用 75mm 毫针。

（2）取 75% 酒精棉球一个，挤干备用。

（3）将棉球固定在针尖上 1～2cm 针体处，右手持该处进针。该持针法在进针时不会造成针体弯曲，达到快速进针的目的。

3. 针刺方法

（1）提插手法：包括上提和下插两个部分。操作中通过改变针尖的方向、角度、深浅以获得针感。主要适用于有特殊针感要求的平衡针穴位，如降压穴、降脂穴、肩痛穴等。

（2）强化针感手法：指针刺深度达到要求后采用的一种捻转手法。通过拇指与示指按顺时针方向旋转捻动针体发生滞针，然后再按逆时针方向旋转捻动针体并出针。主要适用于病情较重、有特殊针感要求的平衡针穴位，如偏瘫穴、面瘫穴、胸痛穴、胃痛穴等。

（3）一步到位手法：指针刺深度在 1 寸以内的针刺手法，适用于比较浅表的穴位，进针后即可出针，原则上不提插、不捻转。如明目穴、牙痛穴、踝痛穴等，症状较重时可给予轻度提插、捻转。

（4）两步到位手法：指针刺深度在 2 寸以内的针刺手法，第一步将针尖刺入体内，第二步将针体刺入达到要求的深度。进针后即可出针，不提插、不捻转。如耳聋穴、过敏穴、痔疮穴、胸痛穴等。

（5）三步到位手法：指针刺深度在 3 寸以内的针刺手法，第一步将针尖刺入体内，第二步将针体刺入达 1～2 寸，第三步再将针体刺入达 2.5 寸左右即可。不提插，不捻转，达到一定深度后即可出针。如臀痛穴、肩背穴、抑郁穴、偏瘫穴等。

4. 针感说明

（1）触电式针感：指针刺后出现的类似电击样感觉，向远端放射。

（2）放射性针感：指针刺后出现的由局部向上或向下的放射性麻胀针感。

（3）局限性针感：指针刺后在局部出现的酸麻胀痛感。

（4）强化性针感：指针刺后未出现以上针感，运用滞针手段，迅速获得局部酸麻胀痛的针感。

（二）常见疾病的平衡针技术

1. 项痹病（颈椎病）

本病多因肝肾不足、外伤劳损、感受外邪，致气血瘀滞、筋骨失养所引起。主要表现为颈肩痛，向上肢放射，手指麻木，上肢无力等症状。

【取穴】颈痛穴。

【定位】位于手背部，半握拳第四掌骨与第五掌骨之间，即指掌关节前凹陷中。

【取穴原则】一侧颈椎病采用交叉取穴，双侧颈椎病采用双侧取穴。

【操作步骤】患者取仰卧位或正坐位，局部皮肤常规消毒后，采用三步到位手法或强化针感手法，出现局限性、强化性针感后即可出针。

每日治疗 1 次，10 次为一疗程。

2. 肩凝症（肩关节周围炎）

本病多因外伤劳损、肝肾阴虚、感受外邪，致气血凝滞、筋脉失养所引起。主要表现为肩部疼痛和功能障碍。

【取穴】肩痛穴。

【定位】位于腓骨小头与外踝高点连线的上 1/3 处，相当于足三里穴下 2 寸偏于腓侧 1 寸。

【取穴原则】一侧肩周炎采用交叉取穴，双侧肩周炎采用双侧取穴。

【操作步骤】患者取仰卧位，局部皮肤常规消毒后，采用一步到位手法或提插手法，出现触电式针感向足面足趾放射后即可出针。

每日治疗 1 次，10 次为一疗程。

3. 腰痛病（腰椎间盘突出症）

本病多因感受外邪、跌仆损伤、肝肾不足，致气滞血瘀、筋脉失养所引起，主要表现为腰痛和放射性下肢痛，并伴有麻、胀感觉，腰部活动受限等。

【取穴】腰痛穴。

【定位】位于前额正中。

【操作步骤】患者取仰卧位或正坐位，局部皮肤消毒后，采用两步到位手法或强化针感手法，右侧腰痛向左平刺 1.5 寸，左侧腰痛向右平刺 1.5 寸，双侧腰痛向下平刺 1.5 寸，出现局限性、强化性针感后即可出针。

每日治疗 1 次，10 次为一疗程。

4. 膝痹病（膝关节骨性关节炎）

本病多因外伤劳损、感受外邪或肝肾不足、气血亏虚，致脉络闭阻、筋骨失养所引起。主要表现为膝关节疼痛伴有关节活动受限。

【取穴】膝痛穴。

【定位】手臂伸直，肘横纹外侧端与肱骨外上髁连线中点。

【取穴原则】一侧膝痛采用交叉取穴，双侧膝痛采用双侧取穴。

【操作步骤】患者取仰卧位或正坐位，局部皮肤常规消毒后，采用三步到位手法或强化针感手法，出现局限性、强化性针感后即可出针。

每日治疗1次，10次为一疗程。

（三）注意事项

（1）对初诊者、恐惧针灸者，采用卧位，在给予强化性针感时应先从轻度针感开始。

（2）当个别患者针刺部位出现不适时，可选择与其相对称部位行指针解除不适感。

（3）针刺过程中应用提插手法时，提插次数应控制在9次以内，以减少局部软组织的损伤。

（4）孕妇禁针。

三、三棱针法

用三棱针刺破人体的一定部位，放出少量血液，达到治疗疾病目的的方法，叫作三棱针法。古人称之为"刺血络"或"刺络"，现代称为"放血疗法"。三棱针古称"锋针"。古人对此十分重视，如《灵枢·九针论》谈到九针中的锋针主要就用于"泻热出血"；《灵枢·九针十二原》则提出了"菀陈则除之，去血脉也"的治疗原则；《灵枢·官针》中更有"络刺""赞刺""豹文刺"等法的记载。

（一）点刺

点刺是以三棱针点刺穴位处皮肤，使其放出少量血液。有攻逐邪毒、邪热破瘀之功，可达到消肿、止痛、退赤的目的，可治疗眼部红肿热痛、牙龈部红肿热痛等实热证。先行消毒皮肤，用三棱针点刺穴位，放出少量血液。治疗眼部红肿热痛等实热证多选太阳穴、耳尖、指尖、丝竹空等部位。治疗牙龈部红肿热痛等实热证多选颊长穴、牙龈肿痛等部位。必须辨证属实证、热证方可用此法。只可暂用，不宜重施。点刺也不宜太深，以免出血过多。

（二）散刺法

散刺法又叫豹文刺，是对病变局部周围进行点刺的一种方法。根据病变部位大小的不同，可刺10～20针以上，由病变外缘环形向中心点刺，以促使瘀血或水肿得以排除，达到祛瘀生新、通经活络的目的。散刺多用于治疗局部瘀血、血肿或水肿、顽癣等。

（三）刺络法

先用带子或橡皮管，结扎在针刺部位上端，然后迅速消毒。针刺时左手拇指压在被针刺部位下端，右手持三棱针对准针刺部位的静脉，刺入脉中 2～3mm，立即将针退出，使其流出少量血液，出血停后，再用消毒干棉球按压针孔。当出血时，也要轻轻按压静脉上端，以助瘀血外出，毒邪得泻。此法多用于曲泽、委中等穴，治疗急性吐泻、中暑、发热等。

（四）挑刺法

用左手按压施术部位两侧，或捏起皮肤，使皮肤固定，右手持针迅速刺入皮肤1～2mm，随即将针身倾斜挑破皮肤，使之出少量血液或少量黏液。也可再刺入5mm 左右深，将针身倾斜并使针尖轻轻挑起，挑断皮下部分纤维组织，然后出针，覆盖敷料。挑刺法常用于治疗肩周炎、胃痛、颈椎病、失眠、支气管哮喘、血管神经性头痛等。

四、龙砂开阖六气针法

龙砂开阖六气针法是根据龙砂医学代表传承人顾植山教授在三阴三阳开阖枢理论指导下，由宝鸡市中医医院王凯军主任创新研制的针灸疗法，运用五运六气思维模式，三阴三阳开阖枢辨证，根据全身随处可做开阖枢太极图，以其操作简便，执简驭繁、疗效可靠迅速，在全国龙砂弟子中广泛应用，可用于内外妇儿等各科疾病。脑病科患者在常规治疗的基础上运用龙砂开阖六气针法，对头痛、眩晕、中风、失眠、尿潴留、帕金森病等明显提高了疗效。

（一）理论基础

顾植山教授依据《黄帝内经》中阴阳离合理论，创造性地绘制了"顾氏三阴三阳开阖枢图"（图 2-12）和"顾氏三阴三阳太极时相图"（图 2-13），清晰地展现出人体三阴三阳六气盛衰的运行规律，这是龙砂开阖六气针法的理论基础。

《黄帝内经·阴阳离合论》记载："圣人面南而立，前曰广明，后曰太冲，太冲之地，明月少阴，少阴之上，明月太阳，广明之下，名曰太阴……是故三阳之离合也，太阳为开，阳明为阖，少阳为枢……三阴之离合也，太阴为开，厥阴为阖，少阴为枢。"

"龙砂开阖六气针法"，有别于传统意义上的针刺治疗，是在中医五运六气理论指导下的中医特色疗法，临床操作简便廉效，值得广泛推广运用。此针法与中医运气思维密不可分，运气辨证，是基于天人相应的思想，通过自然气息的运动变化了解人体气机的变化，"谨调阴阳，无失气宜"，通过调整天人关系，达到祛病保健康的目的。

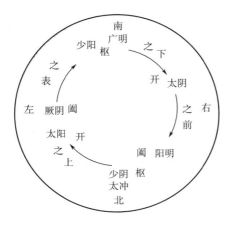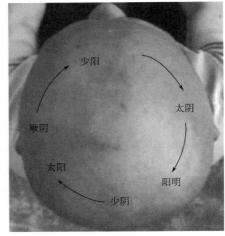

图 2-12　顾氏三阴三阳开阖枢图

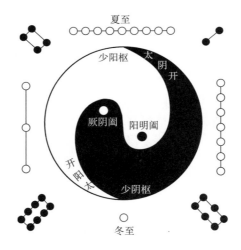

图 2-13　顾氏三阴三阳太极时相图

（二）适应证

头痛、头晕、失眠、高血压、中风偏瘫及内外妇儿多科疾病。

（三）操作方法

穴位选择：常用部位选择可选择头部以百会、腹部以肚脐为中心或颈部以大椎为中心等处，操作方便。以百会为中心，患者的前面是少阳（广明），后面是少阴，左边厥阴，右边阳明，左升右降，根据三阴三阳辨证结合患者体质等，选取 2～3 经。

患者可坐位或仰卧位，安抚患者勿紧张，暴露头部皮肤，消毒皮肤，选好相应部位，用 1.5 寸或 2 寸毫针平刺，顺时针针刺，没有刻意提插捻转补泻，针刺同时询问患者感觉，留针 30min 起针。

（四）注意事项

（1）过于疲劳，精神高度紧张，饥饿者不宜针刺；年老体弱者针刺应尽量采取卧位，取穴宜少，手法宜轻。

（2）孕妇不宜针刺。

（3）出血性疾病的患者，或常有自发性出血，损伤后不易止血者，不宜针刺。

（4）皮肤感染、溃疡、瘢痕和肿瘤部位不宜针刺。

（5）起针后多按压，防止头皮出血。

（6）起针后头发较多者按摩头部，防止滞留针。

五、皮内针技术

皮内针技术是以皮内针刺入并固定于腧穴部位的皮内或皮下，进行较长时间刺激以治疗疾病的技术，具有作用时间长、操作方便等特点，主要应用于慢性疾病和疼痛类疾病，如颈肩腰腿痛、头痛、痛经、失眠、焦虑症等。临床上主要包括揿钉式皮内针（又称图钉式皮内针）和颗粒式皮内针（又称麦粒式皮内针）两种针具。

（一）常用针具

（1）揿钉式皮内针：针身长 2～2.5mm，针身直径 0.28～0.30mm（30～32号），针柄呈圆形，其直径 4mm，针身与针柄垂直。临床以针身长度为 2mm 和针身粗细为直径 0.28mm（32 号）者最常用。多用于面部及耳穴等须垂直浅刺的部位，也可用于皮肤屈伸度较大的部位。

（2）颗粒式皮内针：针身长 5mm，针身直径 0.28mm（32 号），针柄呈圆形，其直径 3mm，针身与针柄在同一平面。可应用于身体大部分皮肤平坦、屈伸度不大的部位，头颈背部及四肢均可埋针。

（二）操作方法

1. 定位

根据不同的疾病部位，选取不同的穴位。对于痛症，一般以局部取穴为主；对于各类慢性疾病，可取相应的背俞穴。

2. 消毒

无菌操作，局部常规消毒。

3. 进针方法

（1）揿钉式皮内针操作：用镊子夹住针柄，将针尖对准穴位，垂直刺入，然后以 1.0cm×1.0cm 胶布将针柄固定于皮肤，要求圆环平整地贴在皮肤上，并用指腹按压，无刺痛即可。

（2）颗粒式皮内针操作：以左手拇示指按压穴位上下皮肤，稍用力将针刺部皮肤撑开固定，右手用镊子的尖端夹持皮内针圆环中之针体，对准腧穴与皮肤成 15°角横刺入皮内 5～7mm，皮内针之方向与经脉走向成"十"字交叉，循行是自上而下，针则自左向右，或自右向左横刺。皮内针刺入皮内后，在露出皮外部分粘贴一块小方形（1.0cm×1.0cm）胶布，再用一条较前稍大的胶布固定，皮肤过敏者，可选用特殊材质的防过敏胶布，然后用指腹轻轻按压皮内针，以检查是否有刺痛，如有刺痛可剥去胶布，用镊子把皮内针退出少许，再用指腹按压是否还有刺痛，如无刺痛，则胶布如前固定。

4. 埋针时间

埋针时间的长短，可根据病情和季节决定，一般为 3 天左右，平时注意检查，防止感染。埋针期间，可每天按压数次，以增加刺激量。

5. 取针

取针时用镊子夹住皮下有针体的一头胶布，并向另一头方向剥离，皮内针即能退出。

（三）治疗不寐（原发性失眠）

不寐是以经常不能获得正常睡眠，或见入睡困难，或睡眠不实而易醒，或早醒，甚则彻夜不眠为特征的病症。本病多因情志不遂，思虑劳倦，内伤心脾，心神失养；或心肾不交，心火独炽；或宿食停滞，胃不和则卧不安。

【治则治法】宁心利胆，安神定志。

【操作步骤】取心俞、胆俞穴，均为双侧取穴。选用图钉式皮内针，用镊子夹住针柄，将针尖对准穴位，垂直刺入，然后以 1.0cm×1.0cm 胶布将针柄固定于皮肤，要求圆环平整地贴在皮肤上即可。每周 2～3 次，每次埋针 2～3 天，1 个月为一疗程。

（四）禁忌证

关节处、红肿局部、皮肤化脓感染处、紫癜和瘢痕处均不宜埋针。皮肤过敏患者、出血性疾病患者也不宜埋针。

（五）注意事项

（1）穴位、针具、镊子需常规消毒。

（2）埋针处不宜用水浸泡。夏季多汗时，要检查埋针处有无汗浸、皮肤发红等。若埋针发生疼痛可以调整针的深度、方向。若埋针处发红、疼痛，有感染现象立即取针，必要时可给予外科包扎处理。

（3）患者可以用手指间断按压针柄，以加强刺激量，提高效果。

六、宫氏脑针

（一）适应证

（1）各种顽固性疼痛。

（2）有效治疗骨伤科各种疑难疾病，如：股骨头坏死、风湿、类风湿、强直性脊柱炎、颈椎病、腰椎间盘突出症、膝关节病、三叉神经痛、肩周炎、腰肌劳损、骨质增生等。

（3）中风后遗症，脑出血、脑血栓后遗症。

（4）五瘫。

（5）肿瘤。

（6）皮肤病。

（7）糖尿病。

（8）严重失眠、重症肌无力。

（9）呼吸、消化系统疑难顽症。

（二）禁忌证

（1）患有严重内科疾病者，如严重心、肝、肾功能不全，全身感染性疾病。

（2）血液病，如血友病等。

（3）严重糖尿病。

（4）施术部位有皮肤病或局部感染者。

（5）怀孕患者。

（6）精神疾病患者，不能配合治疗。

（三）操作方法

（1）体位：根据不同疾病采用相应的体位。原则上是以患者舒适，局部软组织自然放松，施术部位便于消毒，术者便于操作为宜。

（2）部位：宫氏脑针疗法通过头部和特定部位施针，枕骨粗隆下的强刺激，调整神经系统力学环境，以改变具体实像结构的方法来影响大脑，进行神经调衡，从而使疾病痊愈。

（3）术者戴口罩、帽子和无菌手套。

（4）术区常规碘酒、酒精消毒，铺无菌洞巾。

（5）针刀治疗：取长短合适的宫氏脑针针刀，在标记好的进针点处垂直于枕骨粗隆下皮面刺入，针刀刺入皮肤、皮下组织后到达要切割的组织表面，根据组织对针刀的阻力不同及针刀刺入的深度判断确认拟针刺的组织，然后从拟针刺组织反复进行拨针，达到了松解的目的后，出针，压迫针眼止血后，用创可贴或敷料覆盖包扎。术毕。

（四）注意事项

（1）在行针刀治疗前，必须诊断明确符合针刀治疗的适应证。

（2）应询问有关病史，了解是否有针刀治疗的禁忌证。

（3）术者应严格遵守无菌操作技术，要戴口罩、帽子和无菌手套，术区应常规消毒、铺无菌洞巾。操作应在消毒的治疗室内进行。

（4）针刀应用前，要仔细检查、核对药品是否正确，特别是针刀的针柄和针体连接处是否牢固，防止折刀。使用一次性针刀应检查有效期、外包装有无破损。

（5）术后针眼应用无菌敷料或创可贴覆盖保护至少3天，期间勿着水和污染，以免感染。

（五）晕针的预防和处理

1. 预防

脑针手术时，也有像针刺治疗时的晕针现象。这主要有两种原因，一是患者怕针，情绪紧张，二是由于饥饿或体弱。因此医师必须对患者做必要的思想工作，使其解除思想顾虑，消除恐惧心理。一方面做到手术轻、巧、快。另一方面，患者体弱情绪不好时，不要做手术，待情绪正常不乱时再做，就可大大减少晕针的发生。万一有晕针也不要害怕，但须及时处理。晕针的表现：头晕、心慌、面色苍白、欲吐、心跳加快、血压下降。

2. 处理

立即让患者躺在治疗床上。注意保暖，一般 2～3min 后，血压即回升，面色转正常，头晕减轻，心中平静，不再呕吐，15min 左右即恢复正常。极个别经上述方法处理无效时，医师立即掐人中穴及双内关、双外关穴。一般很快均可恢复。万一经上述处理无效者，立即应用中西药进行常规急救处理。

七、揿针

（一）适应证

（1）呼吸系统疾病：肺炎、肺癌、肺气肿、肺结核、气喘、哮喘、咳嗽、支气管炎、支气管喘息、肺水肿、支气管扩张、胸部胀闷。

（2）慢性疾病：高血压、神经衰弱、面肌痉挛、支气管哮喘、月经不调、软组织损伤、小儿遗尿等病证。

（3）经常发作的疼痛性疾病：偏头痛、三叉神经痛、胃脘痛、胆绞痛、关节痛、痛经等病证。

（4）其他病证：如用于戒烟、戒毒、减肥等。

（二）禁忌证

（1）红肿、皮损局部及皮肤病患部。

（2）紫癜和瘢痕部。

（3）体表大血管部。

（4）孕妇下腹、腰骶部。

（5）金属过敏者。

（三）物品准备

治疗盘、揿针、皮肤消毒液、探棒、棉签、镊子、弯盘、手消毒液，必要时备毛毯、屏风等。

（四）操作方法

（1）进针时一手固定腧穴部皮肤，另一手持镊子夹持针尾直刺入腧穴皮内。

（2）透气防敏胶布直接覆盖、粘贴固定于局部。

（3）固定后刺激宜每日按压胶布 3～4 次，每次约 1min，以患者耐受为度，两次间隔约 4h。埋针时间夏天 24h，其他季节 2～3 天。

（4）出针时一手固定埋针部位两侧皮肤，另一手揭开两对侧胶布，然后捏住两侧胶布，垂直于皮肤将针取出。

（五）注意事项

（1）初次接受治疗的患者，应首先消除其紧张情绪。

（2）老人、儿童、孕妇、体弱者宜选取卧位。

（3）埋针部位持续疼痛时，应调整针的深度、方向，调整后仍疼痛应出针。

（4）埋针期间局部发生感染应立即出针，并进行相应处理。

（5）关节和颜面部慎用。

八、岐黄针疗法

岐黄针是基于传统九针"圆利针""圆针"特点，针尖"圆且利"，针体为中空 304 不锈钢，直径 0.3～0.6mm，针体硬度、韧性超毫针 5 倍以上，与小针刀的硬度、韧度相当，更易实现针刺、剥离等临床操作。岐黄针疗法选穴出自经筋理论，手法出于传统"五刺"，强调"轻""快"，操作中不易刺破血管，同时进针疼痛感大为减轻。操作如下。

（一）适应证

主要用于颈、肩、腰、腿等骨科疼痛性疾病。

（二）禁忌证

自发性出血、皮肤感染、溃疡、瘢痕、肿瘤的部位及孕妇腰骶、腹部及其他禁忌穴均禁针。

（三）物品准备

岐黄针（一次性无菌穴位针）、碘伏、医用棉签等。

（四）操作方法

1. 定位

取穴参考临床指南。

2. 消毒

术者手部消毒，碘伏棉签消毒针刺部位。

3. 进针

双手协同操作，右手持针，以拇指、示指挟持针柄，左手指切按压所刺部位。进针时借助拇、示指及腕部力量，"飞法"快速进针，后利用拇、示指虚力，将针快速轻巧刺入皮下结缔组织。

4. 行针

合谷刺：在肌肉丰满处进针后，先将针直刺入深处，然后退至浅层，依次分别再向两旁针刺，使针痕形成鸡爪形。适用于肌肉疾患，如肌肉痹痛、痉挛、强硬。

输刺：先将针直刺入深处，深至骨骼。适用于骨科疾患。

5. 出针

不留针，手法操作结束后右手随即取针，左手持无菌棉签或干棉球按压针孔片刻以防出血。

（五）注意事项

（1）岐黄针的操作特点为"轻""快"，即操作手法轻巧，严禁强刺重刺，每个穴位的操作时间要短，总的治疗频次低。

（2）针对不同的疾病，嘱咐患者进行适当的休息和锻炼，才能达到事半功倍，维持满意的疗效。如对帕金森病患者，应鼓励患者注意三个方面的锻炼，即协调功能、平衡功能、社会心理功能。但是对于腰痛的患者应注意休息，避免大范围活动腰部，可辅助护腰以加强防护措施。

（3）胸背部等重要脏器所在处，针刺应严格按照针刺要求的方向、深度和角度，以免造成气胸等脏器损伤。

（4）如有晕针、断针、滞针等应按照相应规范来处理，如晕针时立即将针取出，使其平卧，保暖，并予温开水，严重时应进一步配合急救治疗。

九、火针法

（一）适应证

痤疮、扁平疣、白癜风、神经性皮炎、银屑病、慢性苔藓化湿疹、皮肤淀粉样变等局部皮损肥厚、苔藓化者。

（二）禁忌证

妊娠期妇女，皮损局部合并感染者、溃疡者。

（三）物品准备

一般用较粗的不锈钢针，也有用特制的针具，如弹簧式火针、三头火针及钨合金所制火针、电火针等。弹簧式火针进针迅速，易于掌握进针深度；电火针则易于掌握温度；三头火针多用于雀斑、色素痣、疣的治疗。临床常选用直径 0.18～0.30mm 的 1.5 寸的一次性针灸针或三头火针。

（四）操作方法

1. 深刺法

消毒皮肤后，用碘伏标明病变部位，然后将烧红后的火针对准所刺部位，迅速而准确刺入和退出，最后用消毒棉球按压针孔。深刺法要求动作准确、迅速。防止刺伤血管、神经等组织。如排脓则选择粗针，如消肿则选择细针。本法适用于治疗痈疽、瘰疬等。

2. 浅刺法

用 75％ 医用酒精消毒局部皮损表面后，用烧红的火针轻轻在表皮上叩刺，用力均匀，稀疏，不可用力过猛或忽轻忽重。本法适用于治疗疣痣、顽癣等。

3. 单针法

先用 75％ 医用酒精消毒局部皮损表面后，以左手固定被刺穴区，右手拇指、示指捏住一次性针灸针针柄，中指指腹紧靠针身中端，针尖 0.1～0.2cm 于酒精灯处烧至发红，随即迅速刺入皮损处，并迅速出针。

4. 多针法

先用 75％ 医用酒精消毒局部皮损表面后，以左手夹持被刺穴区，右手拇指、示指捏住 3～5 根一次性针灸针针柄，中指指腹紧靠针身中端，针尖 0.1～0.2cm 于酒精灯处烧至发红，随即迅速刺入皮损处，并迅速出针。如此反复治疗皮损区域。

（五）注意事项

（1）操作前给患者做好解释工作，消除不必要的紧张焦虑。

（2）避免患者在紧张、饥饿、疲劳时进行治疗。

（3）患处皮肤要严格消毒，避免感染。

（4）入针、出针要迅速，且不宜过深，避免滞针或烧伤皮肤。

（5）治疗当天患处避免碰水，保持干燥清洁，避免感染。

（6）一般头面部疾患使用火针要仔细，避免刺得过深，留下瘢痕。

（7）针后局部发痒，避免搔抓，防止留下瘢痕。

十、自血疗法

自血疗法（图2-14），又可称为自血穴位注射疗法，是用患者自身的血液来治疗疾病的一种方法。现今的自血疗法是从患者静脉血管中抽取自身的血液，然后注入局部肌肉或者注入相关穴位之中，从而刺激机体的非特异性免疫功能，起到调理机体内环境，降低机体的敏感性和增强机体免疫力的作用，以此达到治疗某些疾病的方法。

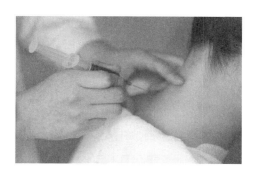

图2-14 自血疗法

此法起源久远，对人血功效的描述最早可追溯到《本草纲目》，其文有曰："气味咸、平、有毒，主治羸病患皮肉干枯，身上麸片起，又狂犬咬，寒热欲发者，并刺血热饮之。"古人已有取用自己的血来饮用治疗疾病的先例。但该疗法的发展是在20世纪50年代之后，当时的临床医家多用于治疗疑难性顽固性皮肤病变，并在此治疗过程中探索、实践、积累经验，逐渐发展成为中医独具特色疗法之一。自血疗法是近年来临床医家对疑难性皮肤病治疗的一种探索，一种自主创新，是中医学结合现代医学发展的成功范例。

自血疗法融合了放血、针刺、穴位注射等传统的中医疗法，其选取穴位少却精准，治疗效果可靠、安全，操作简便、成本低。临床大量报道证实自血疗法有着不可否认的确切疗效，然而对其本身的作用机理研究甚少。目前多数医家认为，人体血液内含有大量不同种类微量元素、抗体、激素和酶类等微量物质，注入穴位后对穴位产生温和刺激，缓慢吸收，能较长时间地持续刺激穴位。通过经络的传导及人体自身缓慢吸收，特异性地刺激机体产生自身的抗体，从而产生一种非特异脱敏作用，促进白细胞吞噬作用，从而提高机体免疫力，调节机体免疫功能，提高机体的脱敏性及对病邪的耐受性，恢复机体的正常功能，使疾病得到痊愈。

（一）功用

养血祛风，活血化瘀，协调脏腑，调和气血。

自血疗法将注射针头刺入相关穴位，且将血液注射入穴位中，通过针刺和血液的双重作用直接刺激穴位，血液在穴位处存留时间较长，可增强穴位本身的治疗作用与延长穴位发挥治疗作用的时间，起到调理气血阴阳、调整脏腑经络功能等作用，达到治疗疾病的目的。

（二）适应证

自血疗法在各类顽固性皮肤病中广泛应用，疗效确切。除了在各种顽固性皮肤病，如痤疮、慢性荨麻疹、银屑病、白癜风、慢性湿疹、皮肤瘙痒症等中有良好疗效外，在其他与免疫系统相关的疾病中亦获得了明显的临床疗效。

（三）禁忌证

（1）患者疲乏、饥饿或精神高度紧张时。
（2）皮肤有感染、溃疡、瘢痕或肿痛部位。
（3）有出血倾向及高度水肿患者。
（4）外感发热、月经期不宜使用此法。

（四）操作方法

（1）准备用物：治疗盘、5mL 一次性无菌注射器、碘伏、无菌干棉球、棉签、橡皮胶带等，携至床旁，做好解释，取得患者合作。
（2）取合理体位，暴露针刺部位，注意保暖。
（3）用碘伏对局部皮肤进行常规消毒后，用 5mL 一次性无菌注射器抽取患者肘静脉血 2mL，令患者用无菌干棉球局部按压针孔 3～5min。

（4）根据患者病情需要，将选取的穴位皮肤常规消毒后，将注射针头刺入该患者穴位。刺入穴位得气后，每穴须回抽无回血后才予缓慢注入 1mL 静脉血，出针后按压针孔片刻。

（5）操作完毕，协助患者着衣。嘱托其休息 5～10min 离开。

（6）清理用物，归还原处。

根据患者病情，每周注射 2 次（每 3 天 1 次），治疗 3 周，共 6 次。

（五）注意事项

（1）操作过程严格遵守无菌操作规则，防止感染。穴位注射所用血液应为本人新鲜血液，避免用他人血液引起交叉感染、溶血反应或其他影响疗效结果。自血疗法针刺操作时要轻、准、快，防止引起过多疼痛。

（2）从患者本人静脉抽出血液后，应该马上进行穴位注射，需"随抽随用"，避免耽搁时间过久使血液凝固，形成血栓等。

（3）使用自血疗法时，应向患者说明本疗法的特点和注射后的正常反应。如注射局部可能有轻微不适感，出现酸胀感等感觉，一般持续 4～8h，或更长时间，但是不适感一般不超过 1 天。

（4）根据穴位所在部位与患者体型等决定自血疗法中针刺角度和注射深浅。如患者体型肥胖，针刺深度可相对较深，若体型瘦弱，则针刺深度可相对较浅。背部脊椎两侧腧穴注射时，针尖斜向脊椎为宜，避免直刺而引起气胸可能。针尖注意避开神经干部位，防止损伤神经，如果针尖触碰到神经干，患者可有触电感，此时施针者应及时停止进针并退针或及时改变进针方向，更不可以盲目地行提插捻转手法。针尖不应刺入关节腔、脊髓腔。若误入关节腔，可致关节红肿、疼痛、发热；如若误入脊髓腔里，可能对脊髓造成一定损失，严重时可导致身体部分瘫痪或全瘫。

（5）皮肤局部有感染或溃疡时，不宜局部注射或取血，以免引起感染加深加重，或致使致病菌入血，引起菌血症、败血症等不良后果。

（6）治疗期间，饮食要清淡，少食辛辣刺激食物、豆制品、鱼虾等海产品、羊肉等；烟酒过度可影响鼻黏膜血管舒缩而发生障碍，所以治疗期间应忌烟酒。

（7）年老体弱及初次接受治疗者，最好取卧位，以免晕针。自血疗法抽血及注射操作皆容易引起出血，加重疼痛感，治疗前应该对患者进行心理疏导，避免患者恐慌害怕，增加患者依从性。

十一、头针疗法

头针是针刺头皮的刺激区（大脑皮层功能在头皮上的相应投射区），以治疗脑源性疾病为主的一种疗法。

《素问·脉要精微论》中指出："头者精明之府。"明代张介宾说："五脏六腑之精气，皆上升于头。"由于"头为诸阳之会"，人之手足三阳经以及督脉，均上行头部。因此，针刺头部的有关刺激点，通过经络的传导，可以调整脏腑、躯干和四肢的功能。

1. 刺激区的部位及主治

为了准确地掌握刺激区的定位，首先要确定以下两条规定线。

前后正中线：是从两眉中间至枕外隆凸下缘的头部正中连线（图2-15）。

眉枕线：是从眉上缘中点至枕外隆凸尖端的头侧面连线（图2-15）。

（1）运动区：上点位于前后正中线中点向后移0.5cm处，下点在眉枕线和鬓角发际前缘相交处，上下两点连线即为运动区。运动区上1/5是下肢躯干运动区，中间2/5是上肢运动区，下2/5是面运动区，亦称言语一区（图2-16）。

主治：运动区上1/5治疗对侧下肢及躯干部瘫痪；运动区中2/5，治疗对侧上肢瘫痪；运动区下2/5，治疗对侧中枢性面神经瘫痪、运动性失语、流涎、发音障碍。

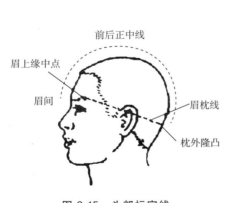

图2-15　头部标定线

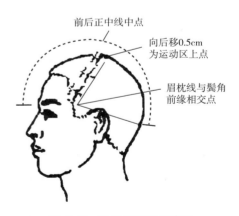

图2-16　运动区定位示意图

（2）感觉区：位于运动区后移1.5cm的平行线。上1/5是下肢、头、躯干感觉区，中2/5是上肢感觉区，下2/5是面感觉区（图2-17）。

主治：感觉区上1/5，治疗对侧腰腿痛、麻木、感觉异常，以及后头部、颈项部疼痛和头鸣；感觉区中 2/5，治疗对侧上肢疼痛、麻木、感觉异常；感觉区下 2/5，治疗对侧面部麻木、偏头痛、颞颌关节炎等。

感觉区配合内脏区（胸腔区、胃区、生殖区）可以用于有关部位外科手术的头针麻醉。

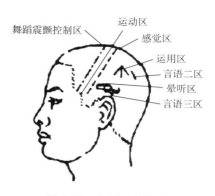

图 2-17　头侧面刺激区

（3）舞蹈震颤控制区：位于运动区向前移 1.5cm 的平行线（图 2-17）。

主治：舞蹈症、震颤麻痹和震颤麻痹综合征（一侧的病变针对侧，两侧都有病变针双侧）。

（4）晕听区：位于从耳尖直上 1.5cm 处，向前及向后各引 2cm 的水平线（图 2-17）。

主治：耳鸣、听力减退、眩晕等症。

（5）言语二区：位于顶骨结节下方 2cm 处引一平行于前后正中线的直线，向下取 3cm 长直线（图 2-17）。

主治：命令性失语。

（6）言语三区：位于晕听区中点向后引 4cm 的水平线（图 2-17）。

主治：感觉性失语。

（7）运用区：位于顶骨结节起分别引一垂直线和与该线夹角为 40 度的前后两线，长度均为 3cm（图 2-17）。

主治：失用症。

（8）足运感区：位于前后正中线的中点旁开左右各 1cm，向后引 3cm 长的水平线（图 2-18）。

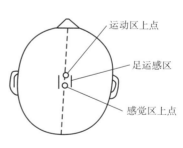

图 2-18　头顶面刺激区

主治：对侧下肢疼痛、麻木、瘫痪、急性腰扭伤、皮层性多尿、夜尿、子宫脱垂等。

（9）视区：位于在枕外隆凸水平上，旁开枕外隆凸 1cm，向上引平行平前后正中线的 4cm 直长线（图 2-19）。

主治：皮层性视力障碍。

（10）平衡区：位于在枕外隆凸水平上，旁开枕外隆凸 3.5cm，向下引平行于前后正中线的 4cm 长直线（图 2-19）。

主治：小脑疾患引起的平衡障碍等。

（11）胃区：位于从瞳孔直上的发际处为起点，向上取平行于前后正中线 2cm 长直线（图 2-20）。

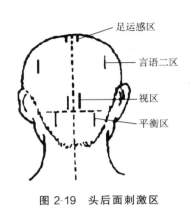

图 2-19　头后面刺激区　　　　　图 2-20　头前面刺激区

主治：胃痛及腹部不适等。

（12）胸腔区：位于胃区与前后正中线之间，发际上下引 2cm 长直线（图 2-20）。

主治：支气管哮喘、胸部不适等症。

（13）生殖区：位于额角处向上引平行于前后正中线的 2cm 长直线（图 2-20）。

主治：功能性子宫出血，配足运感区治疗子宫脱垂等。

2. 适应证

头针主要适用于治疗脑源性疾病引起的瘫痪、麻木、失语等症。此外，还可治疗眩晕、腰腿痛、夜尿等。目前，在头针治病的基础上又创造的头针麻醉，已经应用于多种外科手术。如感觉区配合内脏区（胸腔区、胃区、生殖区）可以用于有关部位外科手术等。

3. 操作方法

按照病情刺激区，采用坐位或卧位，局部进行常规消毒，用 26～28 号、1.5～2.5 寸长的不锈钢毫针，针与头皮呈 30 度左右夹角，用夹持进针法刺入帽状腱膜下，达到该区的应有长度后，要求固定不提插，捻转时用与拇指掌侧面夹持针柄，以示指掌指关节连续伸屈，使针身左右旋转，每次 2～3 转，每分钟要求捻转 200 次左右，捻转 2～3min，留针 5～10min。捻针时或间隔时都要嘱咐患者或其家属协助活动肢体，加强对患肢功能的锻炼。然后用同样的方法再捻两次即可起针，起针后用于棉球按压针孔，以防止出血。瘫痪患者一般每日或隔日针一次，连续 10～15 次为一疗程，休息 3～5 天后再开始下一疗程。

4. 注意事项

（1）对脑出血患者，须待病情及血压稳定后方可进行头针治疗。

（2）如患者并发高热、心力衰竭等症时，不宜立即采用头针。

（3）由于捻转时间较长，要时刻注意观察患者的表情，以防止晕针。

（4）头部针刺易于出血，起针时须用干棉球按压针孔，并注意局部常规消毒，以防感染。

第二节　灸法

灸法是用艾绒为主要材料制成的艾炷或艾条点燃以后，在体表的一定部位熏灼，给人体以温热性刺激以防治疾病的一种疗法，也是针灸学的一个重要组成部分。《灵枢·官能》篇指出"针所不为，灸之所宜"。《医学入门》也说，凡病"药之不及，针之不到，必须灸之"。均说明灸法可以弥补针刺之不足。

一、艾灸

艾灸是最古老最传统的中医养生方法之一。艾灸就是利用艾草，或以艾草为主要材料制成一种产品，点燃后悬置或者放置于人体的病变部位或者穴位上，进行温熨、烧灼，借灸火的热力以及药物的作用，达到治病保健目的一种中医外治法。艾灸有温经散寒、行气活血、温补元气、扶阳固脱、消肿散结、回阳救逆、拔毒泄热、防病保健之功。

（一）适应证

艾灸对各种急性疾病、危重疾病的治疗和抢救都很适用，还可用于虚损，慢性疾病的滋补与调理，包括内科、外科、妇科、儿科以及骨伤科、皮肤科、五官科等多种疾病，都可以采用艾灸疗法治疗，并且疗效十分显著。

（二）操作方法

临床最常用的艾灸方法为艾炷灸和艾条灸，温灸器灸是借助特制的盒形灸具，内装艾条或艾绒进行施灸的方法。

1. 艾炷灸

将纯净的艾绒放在平板上，用手指搓捏成圆锥形状，称为艾炷（图2-21）。每燃烧一个艾炷称为一壮。艾炷灸分为直接灸和间接灸两类。

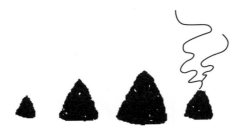

图 2-21　艾炷

（1）直接灸：将艾炷直接放在皮肤上施灸称直接灸（图2-22）。直接灸分为瘢痕灸和无瘢痕灸。

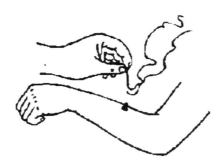

图 2-22　直接灸

无瘢痕灸：将艾炷置于穴位上点燃，当艾炷燃到2/5左右，患者感到灼痛时，即更换艾炷再灸。一般灸3～5壮，使局部皮肤充血起红晕为度。

瘢痕灸：又称"化脓灸"，施灸前用大蒜捣汁涂敷施灸部位后，放置艾炷施灸。每炷必须燃尽方可继续加炷施灸，一般灸5～10壮。因施灸时疼痛较剧，灸后产生化脓并留有瘢痕，所以灸前必须征得患者的同意。对施灸中的疼痛，可用手在施灸部周围轻轻拍打，以缓解灼疼。在正常情况下，灸后一周左右，施术部位化脓（称"灸疮"），5～6周后，灸疮自行痊愈，结痂脱落，留下瘢痕。

（2）间接灸：艾炷不直接置于皮肤上，而用药物隔开放在皮肤上施灸，有隔姜灸、隔附子饼灸和隔盐灸三种。

隔姜灸：用鲜生姜切成约1cm厚的薄片，中间以针刺数孔，置于施术处，上面再放艾炷灸之（图2-23）。

隔附子饼灸：用附子粉末和酒，做成小硬币大的附子饼，中间以针刺数孔，置于施术处，上面放艾炷灸之。

隔盐灸：用食盐填敷于脐部，上置艾炷连续施灸，至症状改善为止。

2. 艾条灸

艾条是取艾绒24g，平铺在26cm长，20cm宽，质地柔软疏松而又坚韧的桑皮纸上，将其卷成直径约1.5cm的圆柱形封口而成。也有在艾绒中掺入其他药物粉末的，称药条。

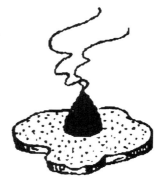

图2-23 隔姜灸

药条处方：肉桂、干姜、丁香、木香、独活、细辛、白芷、雄黄、苍术、没药、乳香、川花椒各等份，研为细末，每支药条在艾绒中掺药6克。

艾条灸（图2-24）分温和灸、雀啄灸两类。

（1）温和灸：将艾条的一端点燃，对准施灸处，约距0.5～1寸左右进行熏烤，使患者局部有温热感而无灼痛。一般每处灸3～5min，至皮肤稍起红晕为度。

（2）雀啄灸：艾条燃着的一端，与施灸处不固定距离，而是像鸟雀啄食一样，上下移动或均匀地向左右方向移动或反复旋转施灸。

3. 温针灸

温针灸是针刺与艾灸结合使用的一种方法，适应于既需要留针又必须施灸的疾病。方法是先针刺得气后，将毫针留在适当深度，再将艾绒捏在针柄上点燃直到艾绒燃完为止。或在针柄上穿置一段长约1～2cm的艾条施灸，使热力通过针身传入体内，达到治疗目的（图2-25）。

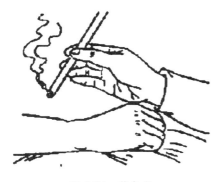

图2-24 艾条灸

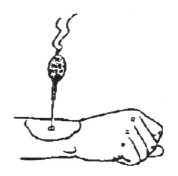

图2-25 温针灸

4. 艾灸盒灸

温灸盒使用方法：

（1）拿到灸盒后把盖子打开。

（2）艾炷约5cm插入螺丝针时，尽可能插到底。

（3）点燃艾炷，盖上灸盒顺时针扭紧。

（4）按照每个人受热敏感程度自行调节竹质旋钮直到最佳温度。

（5）艾灸时最好不要掩盖盒子底部进气孔，以免艾条不能充分燃烧。

（6）艾灸结束后，倒出艾灰灭火（以防烫伤）。

5. 灸法的作用

《本草正》指出"艾叶，能通十二经……善于温中，逐冷，行血中之气，气中之滞"。因此，艾灸的应用范围比较广泛，尤其对慢性虚弱性及风寒湿邪为患的病证为适宜。

（1）艾灸有温经通络，行气活血，祛湿散寒的作用。可用来治疗风寒湿邪为患的病证及气血虚引起眩晕、贫血、乳少、闭经等证。

（2）艾灸有温补中气，回阳固脱的作用。可用治久泄、久痢、遗尿、崩漏、脱肛、阴挺及寒厥等。

（3）艾灸有消瘀散结的作用。对于乳痈初起、瘰疬、痈肿未化脓者，有一定疗效。

（4）常灸关元、气海、足三里等腧穴，可鼓舞人体正气，增强抗病能力，起防病保健的作用。《千金方》说："凡宦游吴蜀，体上常须三两处灸之，勿令疮暂瘥，则瘴疠温毒气不能着人。"

（5）隔姜灸有解表散寒，温中止呕的作用。可用于外感表证、虚寒性呕吐、泄泻、腹痛等。

（6）隔蒜灸有清热，解毒，杀虫的作用。可用于痈肿疮疡、毒虫咬伤，对哮喘、脐风、肺痨、瘰疬等也有一定疗效。

（7）隔附子饼灸有温肾壮阳作用。可用于命门火衰而致的遗精、阳痿、早泄等。

（8）隔盐灸有温中散寒，扶阳固脱的作用。可用于虚寒性呕吐、泄泻、腹痛、虚脱、产后血晕等。

（9）温针灸具有针刺和艾灸的双重作用，一般针刺和艾灸的共同适应证均可运用。

6. 注意事项

（1）施灸的程度：《千金方》指出"凡灸当先阳后阴……先上后下"。临床操作一般先灸上部、背部，后灸下部、腹部；先灸头身，后灸四肢。但在特殊情况下，必须灵活运用，不可拘泥。

（2）施灸的禁忌

① 施灸时，应注意安全，防止艾绒脱落，烧损皮肤或衣物。

② 凡实证、热证及阴虚发热者，一般不宜用灸法。

③ 颜面五官和大血管的部位不宜施瘢痕灸。

④ 孕妇的腹部和腰骶部不宜施灸。

（3）灸后的处理：施灸后，局部皮肤出现微红灼热的，属正常现象，无需处理，很快即可自行消失。如因施灸过量，时间过长，局部出现小水疱，只要注意不擦破，可任其自然吸收。如水疱较大，可用消毒毫针刺破水疱，放出水液，或用注射器抽出水液，再涂以龙胆紫，并以纱布包裹。如行化脓灸者，灸疮化脓期间，要注意适当休息，保持局部清洁，防止污染，可用敷料保护灸疮，待其自然愈合。如因护理不当并发感染，灸疮脓液呈黄绿色或有渗血现象者，可用消炎药膏或玉红膏涂敷。

二、督灸

督灸（图 2-26）是在督脉的脊柱段，上从大椎穴，下至腰俞穴，施以隔药隔物发泡灸的一种中医特色外治法。

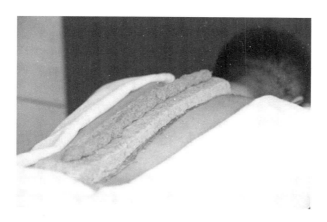

图 2-26　督灸

督灸源于《素问·调经论》中"病在骨，焠针药熨"，《素问·骨空论》中"督脉生病治督脉，治在骨上"的药熨之法。晋代葛洪在《肘后备急方》中将"药熨"

发展为隔药灸；浙江罗诗荣主任医师在此基础上将隔"药粉、蒜泥"灸，冠名为铺灸；崇桂琴教授将隔"药粉、生姜泥"局限于督脉的脊柱段施灸，用于治疗强直性脊柱炎，命名为督灸。

督脉为主、调节整体。督灸是以背部督脉施术为主，取用督脉正中线，上自大椎穴，下至腰俞穴。督脉线为背部正中，向两侧有一定的铺灸宽度，所以也包括了脊柱两侧的夹脊穴、背俞穴。背部为阳、督脉为阳脉之总纲，能统摄全身阳气。在督脉铺灸可以改善体质，增强抵抗能力，发挥整体调节作用。督脉正中两侧的夹脊穴、背俞穴均与脏腑高下相当，可以调节脏腑功能。艾火的热力扩散至整个背部正中及两侧背俞穴，热度大，感应强，集中火力在短时间内将全身气血温通激发，使病体虚弱的阳气得以温煦、寒湿之邪得以祛除、痰浊瘀血病理产物得以化解、痹阻之气血得以畅通。不同部位病变可选择不同的脊柱节段重点灸治，如呼吸消化系统疾病重点灸治部位为胸椎节段，泌尿生殖系统疾病重点灸治腰骶部节段。

艾绒辛温，通达诸经。艾叶能宣理气血，温中逐冷，除湿开郁，暖子宫，灸百病，能通十二经气血，能回垂绝之元阳。外用，能灸治百病，强壮元阳，温通经脉，祛风散寒，舒筋活络，回阳救逆。艾绒辛温性烈，能通行十二经，振奋元阳，祛寒逐冷，除风燥湿，调理气血，《本草纲目》谓："灸之则透诸经而治百病邪，起沉疴之人为康泰，其功亦大矣。"通过艾火的燃烧，刺激人体穴位，温煦激发阳气，活跃脏腑功能，通过经络对脏腑起到特殊的调节作用。督灸艾绒用量多，艾炷大而长，火力足，温通功效强，能够穿透肌肤直达组织深部。

生姜味辛、性微温，归肺、脾、胃经。发汗解表，温中止呕，温肺止咳，解鱼蟹毒，解药毒，可用于发汗、祛风、散寒、开胃、止呕、去水气、化痰。生姜中含有姜辣素，挥发油中含有姜醇、姜烯等，对皮肤有一定刺激作用，在艾火热力加温后作用可增强数倍，渗透至人体穴位，扩张局部血管，改善血液循环，加强局部病理代谢产物排泄。生姜药性稳定，适合于所有督灸病证，尤其对虚寒证最宜。

督灸药物增强功效。督灸的一大特点是施灸部位铺敷的中药粉末，通过穴位渗透直达病所，增强治病功效。督灸方根据辨证和病情而制订，为临床实用有效的验方，由于铺灸与药物相结合，功效更为彰显。督灸药物大多具有祛风温经散寒、行气通络止痛的功效，再铺垫以生姜泥借艾火之力促进药物的渗透和吸收，透达于体内而增强其效。药物、姜泥、艾绒三者协同配合，既可扶正又可祛邪，共同发挥督灸功效。

督灸集热疗、烟疗、光疗、药物刺激及特定部位刺激等多种作用为一体，其特色在于热力叠加、重在温通，调节整体、兼顾局部，择时施治、顺应变通。

（一）功用

督灸具有通经活络、温补督脉、温阳散寒、活血化瘀、益肾通督、消肿止痛、温肾壮阳、健脾利湿、扶正祛邪、通痹止痛、调阴和阳、强壮真元等作用。

（二）适应证

（1）寒证：支气管哮喘、反复性咳嗽、过敏性鼻炎等呼吸系统疾病。颈椎病、肩周炎、腰椎间盘突出症以及类风湿关节炎、肌肉纤维炎等骨关节系统疾病。

（2）虚证：慢性胃炎、慢性肠炎、胃十二指肠溃疡、胃肠神经功能紊乱、肠易激综合征、慢性便秘等消化系统疾病等。

（3）瘀寒证：女性怕冷、手脚冰凉、痛经以及黄褐斑、雀斑、月经不调、痛经、产后头痛、坐月伤风、慢性盆腔炎等属瘀寒证者。

（4）体虚易感冒、亚健康状态、疲劳综合征。

（5）特殊疾病：强直性脊柱炎、增生性脊柱炎等。

（三）禁忌证

（1）哺乳期或经期的女性患者，孕妇。

（2）有严重心脑血管疾病、糖尿病、出血性疾病及精神病、过敏体质者。

（3）严重关节畸形活动不利的患者。

（4）施灸部位有皮肤破损者。

（四）操作方法

1. 督灸前准备

（1）提前打好备用的督灸粉4g。

（2）制作姜泥：新鲜生姜1.5kg，洗净，切丁，粉碎机打碎为泥待用。

（3）制作艾炷：将艾绒搓成约40个纺锤形艾炷，艾炷直径约2cm，长约3～4cm。

（4）其他：桑皮纸（宽9cm、长50cm），75％、95％酒精棉球，打火机等。

2. 督灸操作步骤

（1）体位：令患者裸背俯卧于治疗床上。

（2）取穴：大椎穴至腰俞穴的督脉端，医者用拇指指甲沿脊柱（督脉）凸处按压"＋"字痕迹。

（3）消毒：75％酒精棉球自上而下沿脊柱常规消毒3遍。

（4）涂汁：沿脊柱凸部"＋"字痕迹涂抹姜汁。

（5）撒督灸粉：沿脊柱凸部"＋"字痕迹撒督灸粉，呈线条状。

（6）敷桑皮纸：将桑皮纸敷盖在药粉上面。

（7）砌姜墙：把姜泥牢固地铺在桑皮纸中央，压实，要求泥底宽 5cm、高 2cm、顶宽 4cm、长为大椎穴至腰俞穴的长度，状如梯形，在姜墙中央按压出一浅凹槽。

（8）放置艾炷：在浅凹槽中上面放置纺锤形艾炷，首尾紧密相连，状如蛇形。

（9）点燃艾炷：点燃艾炷的上、中、下三处；烧透第一炷换第二炷，点燃上、中、下及四分之一处；燃毕换第三炷，点法同第一炷，任其自燃自灭。

（10）移去介质：灸完 3 壮后，患者感觉后背稍有余温，取下姜泥，用毛巾轻轻擦净灸后药泥及艾灰。

督灸时间选择：应以天气晴朗，气温高，白天为佳。三伏、三九、节气尤佳。每次治疗约 2h，每 2 周治疗 1 次，3 次为一个疗程。可根据患者的病情及耐受能力，酌情加减。可以按二十四节气进行保健治疗。

（五）注意事项

（1）饮食要求：督灸治疗前 7 天开始以清淡素食为主，多食用植物蛋白、蔬菜及豆制品，如大豆、花生等；忌食一切酒类，水产品，鸡、羊、狗肉及肥甘之品。

（2）治疗时间：每次 2h，强直性脊柱炎患者每月 1 次、保健者每月 2～3 次，3 次为一个疗程。

（3）施灸后忌食生冷、辛辣刺激、肥甘厚味之品及奶酪、鸡、鹅、鱼腥等发物，以免留恋病邪，禁食生冷瓜果以保存体内阳气。避免受凉，不洗冷水澡，不用空调电扇直吹。督灸前后三天禁行房事，避免耗伤阳气，利于病情恢复。

（4）发疱灸多于灸后 4～6h 后发疱，第二天放疱。

（5）发疱后的护理：起疱后穿宽松的棉线衣服，睡觉俯卧或是侧卧位，防止磨破水疱；放疱后勿抓、挠。

（6）心理指导和日常起居：嘱患者养成良好的作息习惯及饮食生活习惯，树立战胜疾病的信心。

（六）可能的意外情况及处理方案

（1）施灸中艾火脱落，应迅速用持物钳将艾火放入水中灭火。

（2）督灸治疗后特殊体质起疱过大，大如杏核。处理措施：第 2 天放疱后，如仍有鼓疱第 3 天再放 1 次，消毒发疱周围的皮肤，保持清洁，预防感染。

（3）晕疱：放疱时患者过度紧张，出现头晕、恶心或者胸闷谓之晕疱。处理措施：对初次接受治疗的患者，放水疱之前要做好解释工作，消除患者的恐惧心理，手法宜轻；对过累、过饥的患者，应嘱其稍休息恢复体力、进食后再放疱；保持室内空气流通，放疱过程中密切关注患者反应，如果出现晕疱，立即停止放疱，使患者侧卧位，给予温开水，稍后即可恢复。

（4）疱痂愈合缓慢者，严格控制忌食物品，结合血常规情况，令患者调整高植物蛋白饮食，或对症处理并注意休息。

三、葫芦灸

葫芦灸（图 2-27）是经络、穴位、药物、艾灸四者治疗作用的结合，从脘腹部出发，通过经络系统，进而影响五脏六腑、四肢百骸、五官九窍、皮肉筋骨乃至全身。具有温中散寒，健脾和胃，升清降浊，调理冲任，滋阴生精，温补下元，瘦身健美等的功效。

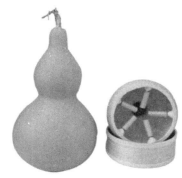

图 2-27　葫芦灸

（一）适应证

（1）糖尿病胃肠神经病变；糖尿病周围神经病变属阳虚寒凝型，气虚血瘀型。

（2）脾胃虚弱、脾肾阳虚型腹痛、腹泻。

（3）类风湿关节炎、骨关节炎、脊柱关节病、痛风、红斑狼疮等风湿免疫疾病，无明显内热、阴虚者。

（二）禁忌证

施灸部位溃破、感染者；严重心、肺疾病者；局部过敏者；患者不能配合或耐受者。

（三）所需物品

葫芦灸一具、艾条。

（四）操作方法

（1）准备器具，以 3cm 艾柱 3～4 壮点燃后插于葫芦内部以备应用。

（2）选择施灸部位，如神阙、背部腧穴等。

（3）辨证选择相应的中药贴剂，贴敷于施灸部位后，上置葫芦灸，并将引气管连接后置于室外，约 20min 后停止施灸。

（4）灸完后平卧并局部保暖约 30min。

（5）中药贴剂约 6h 后去除。

（五）注意事项

（1）注意葫芦灸温度控制，以免灼伤皮肤。

（2）排烟器连接完好，以防室内烟量过大。

（3）定期观察底部储灰器的完整性，以防烟灰灼伤皮肤。

四、热敏灸

艾灸技术是我国独特的医疗保健资源，有文字记载用艾灸治病防病已有两千多年历史。

热敏灸是采用点燃的艾材产生艾热悬灸热敏态穴位，激发透热、扩热、传热，通过经气传导，达到远部热、深部热、患部热，从而显著提高疗效的一种新灸法。热敏灸是一种源于经典、基于临床、继承创新，具有自主知识产权的原始创新技术。主要特点为灸在体表，热在体内；灸在局部，热在远部。

（一）特点

（1）透热：灸热从施灸点皮肤表面直接向深部组织穿透，甚至直达胸腹腔脏器（见图 2-28）。

（2）扩热：灸热以施灸点为中心向周围片状扩散（图 2-29）。

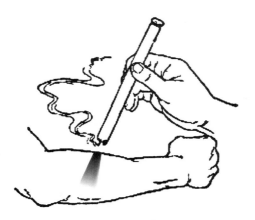

图 2-28　透热

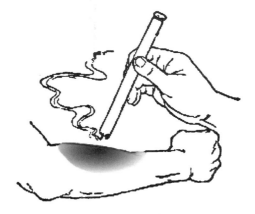

图 2-29　扩热

（3）传热：灸热从施灸点开始循一定路线向远部传导，甚至到达病所（图 2-30）。

（4）局部不（微）热远部热：施灸部位不（或微）热，而远离施灸的部位感觉甚热（图 2-31）。

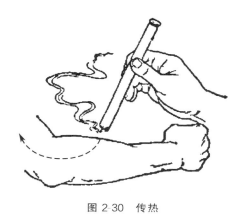

图 2-30　传热

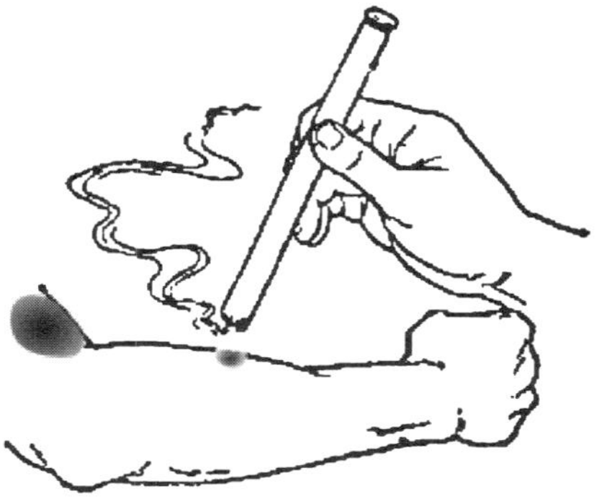

图 2-31　局部不（微）热远部热

（5）表面不（微）热深部热：施灸部位的皮肤不（或微）热，而皮肤下深部组织甚至胸腹腔脏器感觉甚热（见图 2-32）。

（6）其他非热感觉：施灸（悬灸）部位或远离施灸部位产生酸、胀、压、重、痛、麻、冷等非热感觉（见图 2-33）。

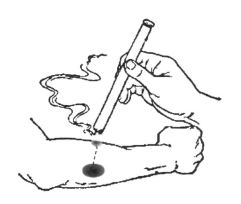

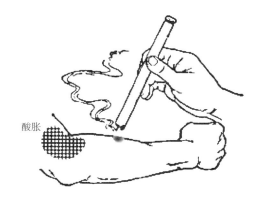

酸胀

图 2-32　表面不（微）热深部热

图 2-33　其他非热感觉

以上穴位热敏现象有一个共同特征，就是相关穴位对艾热异常敏感，产生一个"小刺激大反应"（其他非相关穴位对艾热仅产生局部和表面的热感）。这种现象称为穴位热敏现象，这些有热敏的穴位称为热敏穴位。

（二）操作方法

1. 穴位热敏的探查

（1）灸材选择：热敏穴位的最佳刺激方式为艾条悬灸，故选择纯艾条作为穴位热敏探查的灸材。

（2）探查准备：保持诊室安静，温度24～30℃。让患者选择舒适体位，充分暴露探查部位，放松肌肉，均匀呼吸，思想集中，体会艾灸时的感觉。医师集中注意力于施灸部位，询问患者在艾灸探查过程中的感觉。

（3）探查部位：穴位热敏是疾病在体表的一种反应状态，它直接或间接地反映机体疾病的部位、性质和病理变化。不同病症穴位热敏的出现部位是不同的，但是有其规律。

（4）探查手法：用点燃的艾条，对准上述选择的热敏穴位高发部位作为施灸部位进行悬灸探查（距离皮肤3cm左右处），使患者局部感觉温热而无灼痛感。常用的悬灸探查手法有回旋灸、循经往返灸、雀啄灸、温和灸等。探查热敏穴位可以采用单一手法，灸至皮肤潮红为度。也可采用4种手法的组合。采用组合手法时，按上述顺序每种手法操作1min，反复重复上述手法，灸至皮肤潮红为度，一般2～3遍即可。

① 回旋灸（见图2-34）：用点燃的艾条，与施灸部位皮肤保持一定距离，均匀地往复回旋熏烤施灸，以施灸部位皮肤温热潮红为度。回旋灸有利于温热施灸部位的气血，主要用于胸腹背腰部穴位。

② 循经往返灸（见图2-35）：用点燃的艾条在患者体表，距离皮肤3cm左右，匀速地沿经脉循行方向往返移动施灸，以施灸路线温热潮红为度。循经往返灸有利于疏通经络，激发经气。

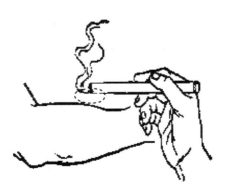

图 2-34　回旋灸

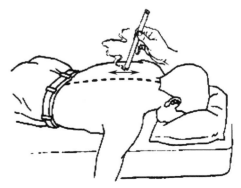

图 2-35　循经往返灸

③ 雀啄灸（见图 2-36）：用点燃的艾条，对准施灸部位一上一下地活动施灸，如鸟雀啄食一样，以施灸部位皮肤温热潮红为度。雀啄灸有利于施灸部位进一步加强热敏化，从而为局部的经气激发，产生灸性感传奠定基础。

④ 温和灸（见图 2-37）：用点燃的艾条，对准施灸部位，距离皮肤 3cm 左右处熏烤，使患者局部感觉温热而无灼痛感，以施灸部位皮肤温热潮红为度。温和灸有利于施灸部位进一步激发经气，发动感传。

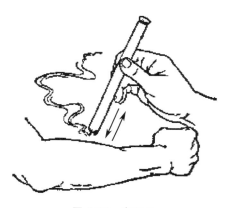

图 2-36　雀啄灸

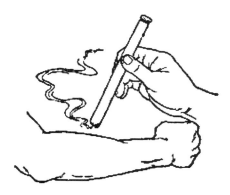

图 2-37　温和灸

（5）穴位热敏的判别：穴位是否发生热敏是根据施灸部位对艾条悬灸的灸感反应来判别的。在探查过程中，已发生热敏的穴位会出现上述 6 种灸感反应（即穴位热敏现象）的一种或一种以上。在此过程中，患者要集中注意力，细心体会施灸部位的灸感变化，当出现上述 6 种热敏灸感中的任何一种时，应及时告知施灸者。只要出现上述穴位热敏现象的一种或一种以上，表明该穴位已发生热敏。

2. 热敏灸的施灸手法

热敏灸技术采用艾条悬灸的方法，可分为单点温和灸、双点温和灸、接力温和灸、循经往返灸。

（1）单点温和灸（见图 2-38）：此手法既可用于探查穴位，同时也是治疗的常用手法。将点燃的艾条对准选择的一个热敏穴位，在距离皮肤 3cm 左右施行温和灸法，每 2min 插入 30s 的雀啄灸法，以患者温热而无灼痛感为施灸强度。

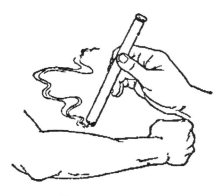

图 2-38　单点温和灸

每穴施灸时间以热敏灸感消失为度，不拘固定的时间。

（2）双点温和灸（见图2-39）：同时对两个热敏穴位进行艾条悬灸操作，手法同单点温和灸。每穴施灸时间以热敏灸感消失为度，不拘固定的时间。双点温和灸主要用于左右对称的同名穴位或同一经脉的两个穴位。

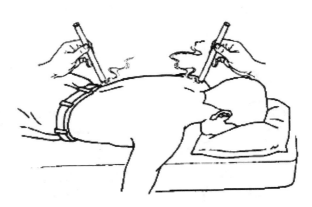

图 2-39　双点温和灸

（3）接力温和灸（见图2-40）：如果经气传导不理想，在上述单点温和灸基础上，可以在经气传导路线上远离施灸穴位的端点再加一单点温和灸，即接力温和灸，这样可以延长经气传导的距离。每次施灸时间以热敏灸感消失为度。

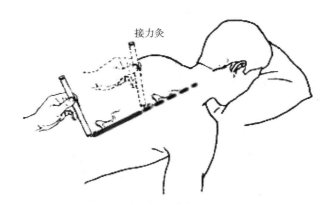

接力灸

图 2-40　接力温和灸

（4）循经往返灸（见图2-41）：此手法既可用于探查穴位，同时也是治疗的常用手法。用点燃的艾条在患者体表距离皮肤3cm左右，沿经脉循行方向往返匀速移动施灸，以患者感觉施灸路线温热而无灼痛感为施灸强度。每次施灸时间以热敏灸感消失为度。此法适用于正气不足，传感较弱的患者。

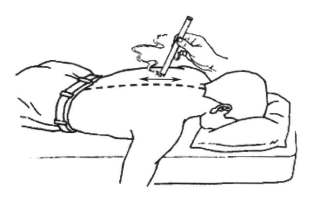

图 2-41　循经往返灸

3. 热敏灸时间

掌握最佳施灸时间，有助于提高临床疗效，防止不良反应。穴位热敏的施灸时间不同于传统艾灸技术，是以上述热敏现象消失所需要的时间为每穴施灸的个体化最佳施灸时间。

（三）禁忌证

（1）中暑高热、高血压危象、肺结核晚期大量咯血等忌用艾灸技术。

（2）孕妇的腹部和腰骶部不宜施灸。

（四）注意事项

（1）如因施灸不慎灼伤皮肤，局部出现小水疱，可嘱患者保护好水疱，勿使破溃，任其吸收，一般 2～5 日即可愈合。如水疱较大，可用消毒毫针刺破水疱，放出水液，再适当外涂烫伤油等，保持疱面洁净。

（2）注意晕灸的发生。如发生晕灸现象，按晕针处理。

（3）患者在精神紧张、大汗后、劳累后或饥饿时不适宜艾灸。

（4）注意防止艾灰脱落或艾炷倾倒而烫伤皮肤或烧坏衣被。艾条灸毕后，应将剩下的艾条套入灭火管内或将燃头浸入水中，以彻底熄灭，防止再燃。如有绒灰脱落床上，应清扫干净，以免复燃。

五、集热灸

艾绒燃烧时发出的物理波，是一种特殊的短红外线，渗透力是普通短红外线的3～4倍，和人体发出的物理波段十分吻合，所以易产生"共振"。物理学的波频共振威力巨大，艾热能透达人体组织深层，产生"得气感"。临床常用的温和灸或温针灸疗法效果虽佳但因为是单穴施灸，故施灸面积较为局限，对于面积较大的病变部位覆盖不及，且耗费大量人力，存在一定的安全隐患，且患者施灸过程中也不敢随意活动。

泰安市中医医院推拿科针对此问题对传统温针灸进行改良，命名为集热灸，既能改善施灸面积局限的问题，又能改善施灸温度不定的问题，又避免了安全隐患，也能解放双手，最大限度地发挥艾灸治疗作用，也为中医外治法的推广与应用提供更好的思路。

（一）集热灸设备

（1）可调支架：底座、伸缩杆（固定螺丝、限位卡扣）、灸盘固定扣圈。

（2）燃烧箱：筛网（灸盘）、集烟盖、耐火罩、固定夹。

（3）集烟净化系统：集烟罩、可调烟管、净化箱、风机、电源开关。

注：一代集热灸支架采用的是电动遥控升杆，操作方便，患者自己可调，减轻医者工作量，但是随着使用也暴露出一些问题，如电动升降杆容易损坏，使用寿命短，耗材太大等。针对这一问题，我们对安全及跑烟问题进一步解决，采用了二代手动套筒升降支架，极大地减少了耗材，但缺点是增加了医者的部分工作量。在临床使用时可根据自身情况选择合适的支架。

（二）适应证

临床使用该器械治疗的病种广泛，包括腰部疾患，如腰椎间盘突出症、腰肌劳损、急性腰扭伤、腰椎管狭窄、腰背肌筋膜炎；膝骨关节炎；消化系统病症，如慢性结肠炎、慢性胃痛、腹痛、腹泻；妇科系统病症，如月经不调、痛经、慢性盆腔炎等。

（三）禁忌证

无论外感或阴虚内热证，凡脉象数疾者禁灸；高热、抽搐或极度衰竭、形瘦骨弱、感觉减退者，亦不宜灸治。

（四）所需物品

艾绒、不锈钢艾灸器、治疗床、一次性床单、酒精灯。

（五）操作方法

患者取合适的体位，在直径 30cm，密度为 40 目的不锈钢集热灸盘上放 150g

左右的艾绒，用手压实做成艾饼［厚度约（3.0±0.5）cm］，也可根据患者的体质加入相应的中药粉，将艾饼铺满灸盘，盖上集烟盖，套上耐火罩，用固定架固定集烟盖部分与灸盘，使用镊子持点燃的95％酒精棉球或用酒精灯在灸盘底部中心点燃，当见到盘底中心有烟冒出表明艾绒已被点燃，将灸盘对准患者患部进行施灸，位置放好后将集烟盖上方连接排烟设备，使艾烟随净烟管道排出，灸盘的初始高度距离皮肤约10～15cm，随着艾绒燃烧温度升高，可调灸架也将随之升高。

整个治疗过程约50min，灸疗结束后将艾灸架移至安全处，待灸盘温度消失后，将灸盘内艾灰倒入密闭不锈钢桶，防止有未完全燃烧的艾绒复燃。

施灸完毕后，嘱咐患者注意保暖、勿受风、勿劳累、多饮温水。

施术后的正常反应：施灸部位出现红晕，或出现激发透热、扩热、传热等循经传导现象。

（六）注意事项

（1）集热灸操作严谨细致，施灸前与患者充分沟通说明施灸要求及可能出现的灸疗反应，消除患者恐惧心理。

（2）根据患者体质和病证施灸，热力应充足，火力宜均匀，切勿乱灸暴灸。

（3）灸治中，出现晕灸者罕见。若一旦发生晕灸，则应按晕针处理方法而行急救。

（4）施灸过程中，应防止艾火烧伤衣物、被褥等。施灸完毕，必须将艾绒熄灭，以防止发生火灾。对于昏迷、温触痛觉减退的患者，应注意勿灸过量，避免烧烫伤。

第三节　推拿疗法

推拿疗法是运用医护人员的双手，在患者身上推穴道，循经络，并结合有关部位进行按摩，使机体内部产生发散、宣通、补泻等作用，从而达到散寒止痛、健运脾胃、消积导滞、疏通经络、滑利关节、强筋壮骨、扶正祛邪的目的。

一、适应证

适用于各种急慢性疾病所致的痛症，如头痛、肩颈痛、腰腿痛、痛经以及失眠、便秘等症状。

二、操作方法

1. 推法

用拇指指腹或指侧面贴于治疗部位，通过有节律的腕关节的活动和拇指关节的屈伸，使力作用于患处；或用示、中二指着力于治疗部位来回有规律地推动；或以手掌或大小鱼际紧贴体表作回旋推转的动作（图 2-42，图 2-43）。适用于全身各个部位。

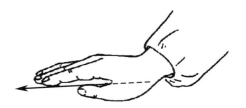

图 2-42　掌推法

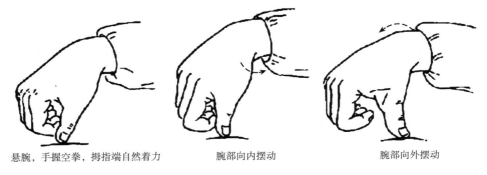

悬腕，手握空拳，拇指端自然着力　　　腕部向内摆动　　　腕部向外摆动

图 2-43　一指禅推法

2. 拿法

用大拇指与其他手指作对称使劲，拿捏治疗部位之肌肉或肌腱关节的方法（图 2-44）。此法是强刺激手法之一。适用于四肢、肩、颈、腋下，一个部位拿 1～3 次即可。

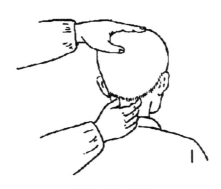

图 2-44　拿法

3. 按法

用拇指或掌根、肘关节鹰嘴突按压治疗部位而稍留片刻的方法（图2-45）。适用于全身各部。

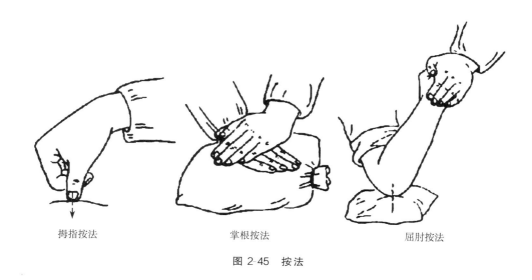

拇指按法　　　　　　　掌根按法　　　　　　　屈肘按法

图2-45　按法

4. 摩法

用拇指或掌根、鱼际贴于患部，做不断地盘旋动作的方法（图2-46，图2-47）。快速法每分钟120次左右，慢速法每分钟50次左右。适用于全身各部。

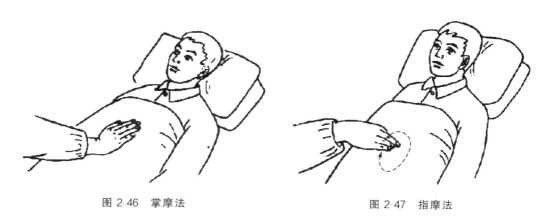

图2-46　掌摩法　　　　　　　　　　　图2-47　指摩法

5. 揉法

将大鱼际或掌根或拇指指腹着力于患部，微用力左右不停地移动。要求腕关节转动旋回（图 2-48）。全身各部均适用。

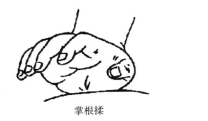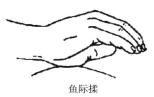

掌根揉　　　　　　　　　　　　　　　　鱼际揉

图 2-48　揉法

6. 摇法

用两手在患病关节上下或前后，托住或握住，左右旋转摇动，缓缓而行（图 2-49，图 2-50）。适用于四肢、颈部及腰关节。

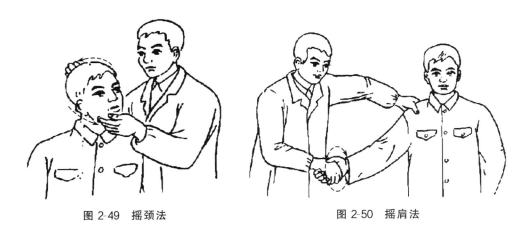

图 2-49　摇颈法　　　　　　　　　　　图 2-50　摇肩法

7. 擦法

手指微曲，以手背指掌关节处接触患部，前臂作连续内旋、外旋动作，带动指掌关节滚动。一般用单手或双手交替操作，也可用双手同时操作（图 2-51）。适用于颈、腰、背、臀、四肢部。

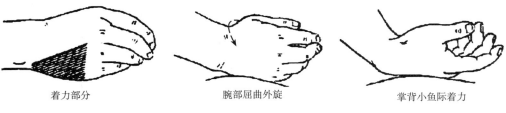

着力部分　　　　　　　腕部屈曲外旋　　　　　　掌背小鱼际着力

图 2-51　擦法

8. 搓法

用双手掌夹住患处，相对用力作快速搓揉，并同时作上下往返移动。手法由轻到重，再由重到轻，由慢到快，再由快到慢（图2-52）。适用于四肢、腰背、胸腹部。

9. 掐法

以拇指和示指上下对称地掐取某一部位或穴位，并用力内收的方法（图2-53）。适用于四肢、头面部，有开窍提神的作用。

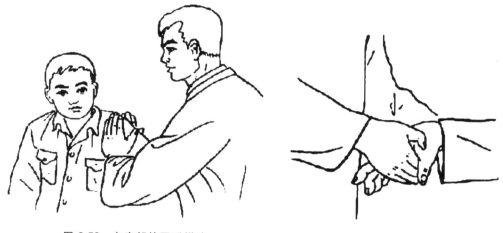

图 2-52　在肩部的双手搓法　　　　　图 2-53　在合谷穴的掐法

10. 捏法

用拇、示二指或五指将患者皮肤、肌肉、肌腱按走向或经络循行方向，做连续不断向前提捏推行。适用于全身各部。

三、注意事项

（1）根据患者的年龄、性别、病情、病位，选定施术的部位，采用合适的体位和手法。

（2）施术前应剪修指甲，将手洗净，避免损伤患者皮肤。

（3）为减少阻力或提高疗效，术者手上可蘸水、滑石粉、石蜡油、姜汁、酒等。

（4）在腰、腹部施术前，应先嘱患者排尿。

（5）治疗中要随时遮盖不需暴露的部位，防止受凉。

（6）手法应熟练，并要求柔和、有力、持久、均匀，运力能达组织内部，时间一般每次 15～30min。

（7）严重心脏病、结核病、出血性疾病、癌症、急性炎症及急性传染病者，以及皮肤破损部位均禁止推拿。孕妇的腰腹部禁止推拿。

第四节　刮痧疗法

刮痧（图 2-54）是在中医经络腧穴理论指导下，使用不同材质和形状的刮痧器械和介质，在体表进行相应的手法刮拭，以防治疾病的中医外治技术。刮痧技术具有疏通经络，改善血液循环，调整关节结构和功能等作用。常用于外感性疾病和骨关节疼痛性疾病等。

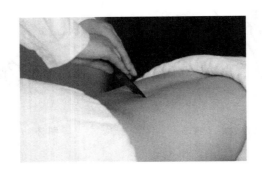

图 2-54　刮痧

一、操作方法

（一）常用器具与介质

1. 器具

刮痧板（砭石、水牛角、玉石等）。

2. 介质

刮痧油、润肤乳、精油等。

（二）握持及运板方法

单手握板，将刮痧板放置掌心，由拇指和示指、中指夹住刮痧板，无名指和小指紧贴刮痧板边角，从三个角度固定刮痧板（图 2-55）。刮痧时利用指力和腕力调整刮痧板角度，使刮痧板与皮肤之间夹角约 45°，以肘关节为轴心，前臂做有规律地移动。

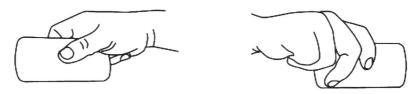

图 2-55　握板方法示意

（三）刮痧顺序

选择刮痧部位顺序的总原则为先头面后手足，先背腰后胸腹，先上肢后下肢，逐步按顺序刮痧。全身刮痧者，顺序为头、颈、肩、背腰、上肢、胸腹及下肢；局部刮痧者，如颈部刮痧顺序为头、颈、肩、上肢；肩部刮痧顺序为头、颈、肩上、肩前、肩后、上肢；背腰部刮痧顺序为背腰部正中、脊柱两侧、双下肢。

（四）刮痧方向

总原则为由上向下、由内向外，单方向刮拭，尽可能拉长距离。头部一般采用梳头法，由前向后；面部一般由正中向两侧，下颌向外上刮拭；颈肩背部正中、两侧由上往下，肩上由内向外，肩前、肩外、肩后由上向下；胸部正中应由上向下，肋间则应由内向外；腹部则应由上向下，逐步由内向外扩展；四肢宜向远心端方向刮拭（图 2-56）。

（五）刮痧时间

刮痧的时间包括每次治疗时间、治疗间隔和疗程。

（1）每个部位一般刮拭 20～30 次，每位患者通常选 3～5 个部位；局部刮痧一般 5～10min，全身刮痧宜 10～20min。

（2）两次刮痧之间宜间隔 3～6 天，或以皮肤上痧退、手压皮肤无疼痛感为宜；若病情需要，或刮痧部位的痧斑未退，不宜在原部位进行刮拭，可另选其他相关部位进行刮痧。

（3）急性病疗程以痊愈为止，慢性疾病一般以 7～10 次为一疗程。

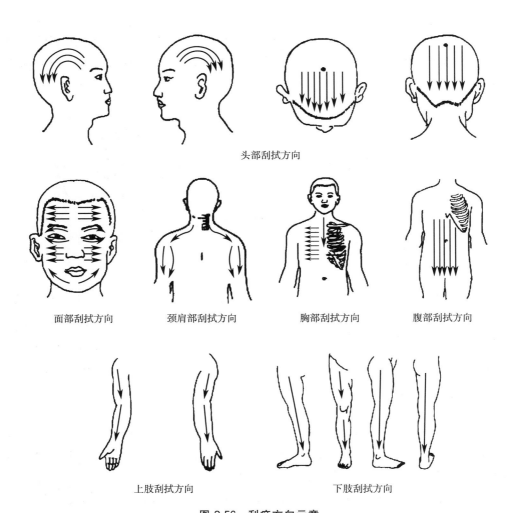

头部刮拭方向

面部刮拭方向　　　　颈肩部刮拭方向　　　　胸部刮拭方向　　　　腹部刮拭方向

上肢刮拭方向　　　　　　　　下肢刮拭方向

图 2-56　刮痧方向示意

（六）刮痧程度

刮痧的程度包括刮拭的力量强度和出痧程度。

（1）刮痧时用力要均匀，由轻到重，以患者能够承受为度。

（2）一般刮至皮肤出现潮红、紫红色等颜色变化，或出现粟粒状、丘疹样斑点，或片状、条索状斑块等形态变化，并伴有局部热感或轻微疼痛。对一些不易出痧或出痧较少的患者，不可强求出痧。

（七）刮痧手法

根据病情和刮痧部位的不同，刮痧操作的力量大小、移动速度快慢、刮拭方向、刮痧板边角接触体表的部位以及刮痧配合手法应有所不同。刮痧手法分类如下。

1. 按力量大小分类

（1）轻刮法：刮痧时刮痧板接触皮肤下压刮拭的力量小，被刮者无疼痛及其他不适感觉。轻刮后皮肤仅出现微红，无瘀斑。此法宜用于老年体弱者、疼痛敏感部位以及辨证属于虚证的患者。

（2）重刮法：刮痧时刮痧板接触皮肤下压刮拭的力量较大，以患者能承受为度。此法宜用于腰背部脊柱两侧、下肢软组织较丰富处、青壮年体质较强者以及辨证属于实证、热证、痛症患者。

2. 按移动速度分类

（1）快刮法：刮拭的频率在每分钟 30 次以上。此法宜用于体质强壮者，主要用于刮拭背部、四肢，以及辨证属于急性、外感病证的患者。

（2）慢刮法：刮拭的频率在每分钟 30 次以内。此法宜用于体质虚弱者，主要用于刮拭头面部、胸部、腹部、下肢内侧等部位，以及辨证属于内科、体虚的慢性病患者。

3. 按刮拭方向分类

（1）直线刮法：又称直板刮法。用刮痧板在人体体表进行有一定长度的直线刮拭。此法宜用于身体比较平坦的部位，如背部、胸腹部、四肢部位。

（2）弧线刮法：刮拭方向呈弧线形，刮拭后体表出现弧线形的痧痕，操作时刮痧方向多循肌肉走行或根据骨骼结构特点而定。此法宜用于胸背部肋间隙、肩关节和膝关节周围等部位。

4. 按刮痧板边角接触体表部位分类

（1）摩擦法：将刮痧板与皮肤直接紧贴，或隔衣布进行有规律的旋转移动，或直线式往返移动，使皮肤产生热感。此法宜用于麻木、发凉或绵绵隐痛的部位，如肩胛内侧、腰部和腹部；也可用于刮痧前，使患者放松。

（2）梳刮法：使用刮痧板或刮痧梳从前额发际处及双侧太阳穴处向后发际处做有规律的单方向刮拭，如梳头状。此法宜用于头痛、头晕、疲劳、失眠和精神紧张等病证。

（3）点压法（点穴法）：用刮痧板的边角直接点压穴位，力量逐渐加重，以患者能承受为度，保持数秒后快速抬起，重复操作 5～10 次。此法宜用于肌肉丰满处的穴位，或刮痧力量不能深达，或不宜直接刮拭的骨骼关节凹陷部位，如环跳、委中、犊鼻、水沟和背部脊柱棘突之间等。

（4）按揉法：刮痧板在穴位处做点压按揉，点压后做往返或顺逆旋转。操作时刮痧板应紧贴皮肤不滑动，每分钟按揉50～100次。此法宜用于太阳、曲池、足三里、内关、太冲、涌泉、三阴交等穴位。

（5）角刮法：使用角形刮痧板或让刮痧板的棱角接触皮肤，与体表成45°角，自上而下或由里向外刮拭。此法宜用于四肢关节、脊柱两侧、骨骼之间和肩关节周围，如风池、内关、合谷、中府等穴位。

（6）边刮法：用刮痧板的长条棱边进行刮拭。此法宜用于面积较大部位，如腹部、背部和下肢等。

二、常见疾病的刮痧治疗

（一）项痹病（颈椎病）

项痹病是以颈项强痛，向上肢放射，手指麻木，上肢无力等症状为主要表现的病症，多因肝肾不足、外伤劳损、感受外邪，致气血瘀滞、筋骨失养所引起。

【治则治法】舒筋活络，通痹止痛。

【操作步骤】刮痧治疗项痹病时刮拭的主要部位为头部、颈肩部和上肢。

1. 刮头部

患者取坐位。采用梳刮法，从前额发际处及双侧太阳穴处向后发际处做有规律的单方向刮拭，使头部放松。注意重点刮拭太阳、百会和风池穴。

2. 刮颈肩部

患者取坐位，低头向前倾；术者一手扶持患者头顶部，保持头部相对稳定，另一手握持刮痧板刮拭。①刮颈部正中：用直线刮法轻刮颈部正中督脉循行区域，从风府穴向下刮过大椎穴下至陶道穴，刮10～20次为宜；身体消瘦、颈椎棘突明显突出者，宜用刮痧板的边角由上向下依次点压按揉每一个椎间隙3～5次，以局部有酸胀感为度。②刮颈部脊柱两侧：用直线刮法重刮颈部脊柱两侧膀胱经循行区域，从天柱穴向下刮至风门穴，每侧刮拭20～30次为宜，风门穴可采用点压法、按揉法。③刮颈部外侧：用轻刮法、弧线刮法刮拭颈部左右两侧胆经循行区域，从风池过肩井，每侧刮拭20～30次为宜，肩井穴可采用点压法、按揉法。

3. 刮上肢

患者取坐位，头颈向对侧平旋。术者用一手牵拉前臂，另一手握刮板，刮拭上肢沿手阳明大肠经脉循行区域，由肩上的肩髃向下刮过曲池至合谷，每侧刮10～20次，肩髃、曲池穴位处可重刮，合谷穴处宜用刮板棱角点压按揉3～5次。

（二）肩凝症（肩关节周围炎）

肩凝症是以肩部疼痛和活动功能障碍为主要表现的病症，多因外伤劳损、肝肾阴虚、感受外邪，致气血瘀滞、筋脉失养所引起。

【治则治法】疏通经络，活血化瘀，解痉定痛。

【操作步骤】刮痧治疗肩凝症时刮拭的主要部位为颈肩部、上肢和下肢。

1. 刮颈肩部

患者取坐位。①刮颈部正中：用轻手法直线刮拭颈部正中督脉循行区域，从风府到大椎穴，刮 10～20 次即可；若肌肉薄弱，棘突明显者，可用刮板棱角点压按揉椎间隙，自上而下，每个间隙按压 3～5 次。②刮肩胛内侧：用直线重刮法从后发际天柱穴向大杼穴、膈俞穴方向刮拭，每侧刮拭 20～30 次为宜。③刮肩上部：用弧线刮法从后发际风池穴向肩井穴、肩髃穴方向刮拭，每侧刮拭 20～30 次为宜，风池穴、肩井穴可采用点压法、按揉法。④刮肩后部：先用直线轻刮法由内向外刮拭肩胛冈上、下，然后用弧线刮法刮拭肩关节后缘的腋后线，每一部位刮拭 20～30 次为宜。⑤刮肩前部：用弧线刮法刮拭腋前线，每侧从上向下刮拭 20～30 次为宜。⑥刮肩外侧：术者一手握住患者前臂手腕处，使上肢外展 45°，用重刮法、直线刮法刮拭肩关节外侧的三角肌正中及两侧缘，每侧刮拭 10～20 次为宜。

2. 刮上肢

患者取坐位。术者用一手牵拉前臂，另一手握刮板，沿手阳明大肠经脉循行区域刮拭上肢，由肩上的肩髃穴向下刮过曲池至合谷穴，每侧刮 10～20 次，肩髃、曲池穴位处可重刮，合谷穴处用刮板棱角点压按揉 3～5 次。

3. 刮下肢

患者取坐位。用直线刮法刮拭足阳明胃经循行区域，从足三里穴刮至条口穴，每侧刮 20～30 次，条口穴可重刮。

（三）腰痛病（腰肌劳损、腰椎间盘突出症）

腰痛是以腰部一侧或两侧疼痛为主要症状的一类病症，多因外伤、感受外邪，或肾虚所致。

【治则治法】疏通经络，活血止痛。

【操作步骤】刮痧治疗腰痛病时刮拭的主要部位为背腰部和下肢。

1. 刮背腰部

患者取俯卧位。①刮背腰部正中：用轻刮法从上向下刮拭背腰部正中督脉循行区域，刮拭 10～20 次为宜。身体消瘦、椎体棘突明显突出者，宜用刮痧板的边角，由上向下依次点压按揉每一个椎间隙 3～5 次，以局部有酸胀感为宜。②刮背腰部脊柱两侧：用直线重刮法从上向下刮拭背腰部脊柱旁开 1.5～3 寸的区域，也可以分别刮拭背部膀胱经的两条侧行线，每侧刮拭 20～30 次为宜。③刮腰骶部：用直线轻刮法刮拭上髎、次髎、中髎、下髎到会阳，每侧刮 10～20 次为宜。

2. 刮下肢

患者取俯卧位。①刮下肢后侧：用直线刮法刮拭下肢后侧膀胱经循行区域，以膝关节为界分上下两段分别刮拭，先从承扶开始，经过殷门到委中，从委中经过承筋到承山，每段刮拭 20～30 次为宜，委中穴可用点压按揉法，承山穴可重刮。②刮下肢外侧：用直线刮法，刮拭下肢外侧胆经循行区域，以膝关节为界分上下两段分别刮拭，先从环跳开始，经过风市到膝阳关，然后从阳陵泉刮到悬钟，每一部位刮拭 20～30 次为宜。环跳可点压按揉。

（四）粉刺（轻度痤疮）

粉刺是以面、上胸、背部等处丘疹、脓疱、结节，有时可挤出白色碎米样粉汁为特征的一种皮肤病，多由饮食不节，过食肥甘厚味，或感外邪等所致。

【治则治法】清热解毒，活血化瘀。

【操作步骤】刮拭的主要部位为背部、上肢和下肢。

1. 刮背部

患者取俯卧位。①刮背腰部正中：用直线刮法刮拭背部正中督脉循行区域，从大椎穴刮至命门穴，刮拭 10～20 次为宜。②刮背腰部脊柱两侧：用直线重刮法刮拭脊柱两侧膀胱经循行区域，从肺俞开始，经厥阴俞、心俞、督俞、膈俞、肝俞、胆俞、脾俞、胃俞刮至肾俞，每侧刮 20～30 次，刮至皮肤出现紫痧为宜。

2. 刮上肢

患者取仰卧位。刮拭前臂外侧手阳明大肠经循行区域，重点刮拭曲池穴，可点压、按揉，每侧刮拭 10～20 次为宜。

3. 刮下肢

患者取仰卧位。①刮下肢外侧：用直线刮法刮拭下肢外侧的足阳明胃经循行区域，从足三里穴到丰隆穴，每侧刮拭 20～30 次。②刮下肢内侧：用直线刮法刮拭下肢内侧的足太阴脾经循行区域，从阴陵泉穴到三阴交穴，每侧刮拭 20～30 次。③点压、按揉内庭穴、厉兑穴，每穴点压按揉 3～5 次。

三、禁忌证

（1）严重心脑血管疾病、肝肾功能不全等疾病出现浮肿者。

（2）有出血倾向的疾病，如严重贫血、血小板减少性紫癜、白血病、血友病等。

（3）感染性疾病，如急性骨髓炎、结核性关节炎、传染性皮肤病、皮肤疖肿包块等。

（4）急性扭挫伤、皮肤出现肿胀破溃者。

（5）刮痧不配合者，如醉酒、精神分裂症、抽搐等。

（6）孕妇的腹部、腰骶部。

四、注意事项

（1）刮痧时选取适当的刮痧部位，以经脉循行和病变部位为主，刮痧部位应用75％酒精棉球消毒，或用热毛巾、一次性纸巾、生理盐水棉球等进行清洁，然后取适量刮痧介质，置于清洁后的拟刮拭部位，用刮痧板涂抹均匀。刮痧后用干净纸巾、毛巾或消毒棉球将刮拭部位的刮痧介质擦拭干净。

（2）刮痧时应注意室内保暖，尤其是在冬季应避免感受风寒；夏季刮痧时，应避免风扇、空调直接吹刮拭部位。

（3）刮痧过程中产生的酸、麻、胀、痛、沉重等感觉，均属正常反应。刮痧后皮肤出现潮红、紫红色等颜色变化，或出现粟粒状、丘疹样斑点，或片状、条索状斑块等形态变化，并伴有局部热感或轻微疼痛，都是刮痧的正常反应，数天后即可自行消失，一般不需进行特殊处理。

（4）刮痧过程中若出现头晕、目眩、心慌、出冷汗、面色苍白、恶心欲吐，甚至神昏仆倒等晕刮现象，应立即停止刮痧，使患者呈头低脚高平卧位，饮用温开水或温糖水，并注意保暖，必要时用刮痧板点按患者百会、人中、内关、足三里、涌泉穴。

（5）刮痧结束后，最好饮一杯温水，不宜即刻食用生冷食物，刮痧出痧后30min以内不宜洗冷水澡。

（6）年迈体弱、儿童、对疼痛较敏感的患者宜用轻刮法刮拭。

（7）凡肌肉丰满处（如背部、臀部、胸部、腹部、四肢）宜用刮痧板的横面（薄面、厚面均可）刮拭。对一些关节处、四肢末端、头面部等肌肉较少、凹凸较多的部位宜用刮痧板的棱角刮拭。

（8）下肢静脉曲张或下肢肿胀者，宜由下向上刮拭，采用逆刮法。

第五节 拔罐疗法

拔罐（图 2-57）技术是以罐为工具，利用燃烧、抽吸、蒸汽等方法造成罐内负压，使罐吸附于腧穴或相应体表部位，使局部皮肤充血或瘀血，以达到防治疾病的外治方法。古称角法，又称吸筒法。常用于感冒、不寐、肩凝症、腰痛病、项痹病等疾病。

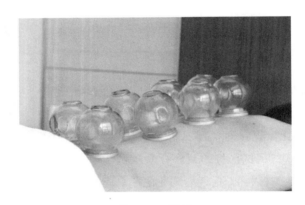

图 2-57　拔罐

一、操作方法

（一）常用器具

玻璃罐、竹罐、陶罐和抽气罐等。

（二）拔罐的方法

1. 火罐法

（1）闪火法：以持针器或血管钳夹住 95％的酒精棉球，一手持点火工具，一手持罐，罐口朝下，点燃后将火迅速深入罐内旋转一周退出，然后迅速将罐扣在选定部位。

特别提示：嘱患者保持体位相对固定；保证罐口光滑无破损；拔罐时要防止点燃后乙醇下滴烫伤皮肤；点燃乙醇棉球后，切勿较长时间停留于罐口及罐内，以免将火罐烧热烫伤皮肤。

（2）投火法：用酒精棉球或纸片，点燃后投入罐内，迅速将火罐吸拔在选定部位。

特别提示：因罐内有燃烧物质，火球落下易烫伤皮肤，故只适宜身体侧面横拔。

（3）贴棉法：用1～2cm大小酒精棉片，贴在罐内壁的中下段或罐底，点燃后，将火罐迅速吸拔在选定部位上。

特别提示：棉片浸酒精不宜过多，以免烫伤皮肤。

2. 煮罐法

此法一般使用竹罐，将竹罐倒置在沸水或药液中，煮沸1～2min，用镊子夹住罐底，提出后用毛巾吸去表面水分，趁热按在皮肤上。所用药液，可根据病情决定。

3. 抽气罐法

用抽气罐置于选定部位上，抽出空气，使其产生负压而吸于体表。

（三）拔罐法的操作

1. 留罐

又称坐罐，即拔罐后将火罐吸拔留置于施术部位10～15min，然后将罐起下。

适应证：此法适用于临床大部分病症，是最常用的拔罐法。

特别提示：儿童拔罐力量不宜过大，时间不宜过长；在肌肉薄弱处拔罐或吸拔力较强时，则留罐时间不宜过长。

2. 走罐

又称推罐，先在罐口或吸拔部位上涂一层润滑剂，将罐吸拔于皮肤上，再以手握住罐底，稍倾斜罐体，向前后推拉，或做环形旋转运动，如此反复数次，至皮肤潮红、深红或起瘀点为止。

适应证：急性热病或深部组织气血瘀滞之疼痛、外感风寒、神经痛、风湿痹痛及较大范围疼痛等。

特别提示：选用口径较大、罐壁较厚且光滑的玻璃罐；施术部位应面积宽大、肌肉丰厚，如胸背、腰部、腹部、大腿等。

3. 闪罐

以闪火法或抽气法使罐吸附于皮肤后，又立即取下，如此反复操作，直至皮肤潮红发热的拔罐方法，以皮肤潮红、充血或瘀血为度。

适应证：感冒、皮肤麻木、面部病症、中风后遗症或虚弱病症。

特别提示：操作手法纯熟，动作轻、快、准；至少选择 3 个口径相同的火罐轮换使用，以免罐口烧热烫伤皮肤。

（四）起罐方法

起罐时，右手拇指或示指在罐口旁边轻轻按压，使空气进入罐内，顺势将罐取下。不可硬行上提或旋转提拔。

二、适应证

（一）感冒（普通感冒和流行性感冒）

感冒是常见的外感疾病，表现为鼻塞、流涕、喷嚏、头痛、恶寒、发热、全身不适等。多因病邪侵入人体肌表所致。邪气乘虚由皮毛、口鼻而入，偏寒者，则致寒邪束表，肺气不宣，阳气郁阻，毛窍闭塞；偏热者，则热邪灼肺，腠理疏泄，肺失清肃。本疗法对初起之症疗效最佳，尤其适用于治疗风寒型感冒。

【治则治法】疏风解表通络。

【操作步骤】取背部督脉和膀胱经穴为主，采用走罐法、留罐法。

【取穴】大椎、风门、肺俞、身柱。

【注意事项】选用的火罐不要过大，刺激不宜过强，以皮肤潮红为度；嘱患者注意背部保暖。

（二）咳嗽（急、慢性支气管炎）

咳嗽是肺系疾病的主症。外邪侵肺，或从口鼻而入，或为皮毛所受。肺卫受邪，肺失宣肃，肺气上逆则发为咳嗽。肺为娇润之脏，喜润恶燥，若因燥邪伤肺，耗伤肺阴，肺失清润，气机不利，可致干咳痰黏不易出。痰饮内伏，脾失健运，水液运化无权，聚而成痰成饮，阻遏肺气，肺气不降则咳而痰多。

【治则治法】宣肺理气，止咳化痰。

【操作步骤】取背部腧穴为主，可采用走罐法、留罐法。

【取穴】定喘、肺俞、肺底（经验部位，背部后正中线与腋后线连线中点平第七胸椎处）。

（三）腰痛病（腰椎间盘突出症）

腰痛病是以自觉腰部疼痛为主症的一类病证，表现为腰部重痛、酸麻，拘急不可俯仰，或痛连臀腿。咳嗽、打喷嚏等均可使疼痛加剧；腰部活动障碍，向各个方向均受限，以后伸和前屈为甚。本病的发生主要与感受外邪、跌仆损伤或劳欲过度等有关。

【治则治法】舒筋活血，通络止痛。

【操作步骤】取背部督脉和膀胱经经穴为主，采用走罐法、留罐法。

【取穴】大肠俞、腰眼、肾俞、阿是穴。

三、禁忌证

（1）精神过于紧张、醉酒、过饥、过饱、过劳、抽搐不合作者。

（2）重度心脏病、呼吸衰竭、皮肤局部溃烂或高度过敏、活动性肺结核、全身消瘦以致皮肤失去弹性、全身高度浮肿者及恶性肿瘤患者。

（3）有出血性疾病者。

（4）妊娠妇女腹部、腰骶部及五官部位、前后二阴等，面部及儿童禁用重手法。

（5）局部有疝疾病（如脐疝、腹壁疝、腹股沟疝等）、静脉曲张、癌肿等。

四、注意事项

（1）拔罐时要选择适当体位和肌肉丰满的部位，骨骼凹凸不平及毛发较多的部位均不适宜。

（2）拔罐时要根据不同部位选择大小适宜的罐，拔罐的吸附力度应视病情而定，身体强壮者力量可稍大，年老体弱及儿童力量应小。

（3）拔罐和留罐中要注意观察患者的反应，患者如有不适感应立即取罐；严重者可让患者平卧，保暖并饮热水或糖水，还可揉内关、合谷、太阳、足三里等穴。

（4）注意勿灼伤或烫伤皮肤，若烫伤或留罐时间太长而皮肤起水疱时，水疱无须处理，仅敷以消毒纱布，防止擦破即可。水疱较大时用消毒针将疱液放出，涂以龙胆紫药水，或用消毒纱布包敷，以防感染。

（5）皮肤有过敏、溃疡、水肿、高热抽搐者和孕妇的腹部、腰骶部位不宜拔罐。

（6）拔罐时应注意防火。

第六节　药物熏洗疗法

将药物煎泡并趁热熏洗患处的方法，叫作熏洗疗法。因所用药物不同，故分别具有疏通腠理、行气活血、清热解毒、消肿止痛、祛风除湿、杀虫止痒等作用。

一、适应证

目赤肿痛、筋骨疼痛、皮肤病、阴痒带下、肛门疾病等。

二、操作方法

1. 四肢熏洗法

① 将煎好之药液倒入盆内，加热水至所需量。

② 将橡皮单垫于盆下，患肢架于盆上，用浴巾围盖患肢及盆，使蒸汽熏蒸患部。待药液不烫时，将患部浸入药液中泡洗。

2. 坐浴法

① 将煎好之药液倒入坐浴盆内，加热水至所需量，盖上有孔木盖。

② 患者暴露臀部坐木盖上，使患部对准盖孔进行熏蒸，待药液不烫时，拿掉木盖，坐入盆内泡洗。

3. 眼部熏洗法

① 将煎好的药液用碗盛好，碗口盖上纱布，中间露一个小孔，患眼对准小孔，接受熏蒸。

② 待药液不烫时，用镊子夹纱布蘸药液轻轻擦洗患眼。

三、注意事项

（1）注意保温，室内应温暖避风，暴露部分尽可能加盖衣被。

（2）注意掌握药液温度，防止烫伤皮肤。

（3）被包扎的患部，熏洗时应揭去敷料，熏洗完毕，应更换敷料，重新包扎好。

（4）孕妇及月经期禁用坐浴法。

第七节　穴位埋线疗法

穴位埋线（图 2-58）是传统针刺方法与现代埋植疗法相结合所产生的一种新型穴位刺激疗法，一般是将特殊无菌处理的缝线直接置入穴位内，通过线对穴位的持续刺激，从而激发经络气血，调节机体功能，促使阴阳平衡，调动人体内在的抗病能力，从而达到防治疾病的目的。

穴位埋线是针灸的改良与延伸，是融合针刺、埋线、持久行针等效应于一体的复合性治疗方法。

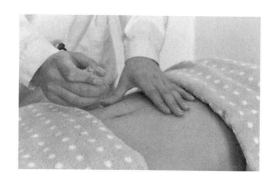

图 2-58　穴位埋线

1. 针刺效应

针具刺入穴位时产生的酸、麻、胀等得气感觉，这种短期速效的得气感可因羊肠线的长期刺激变得持久连续。

2. 刺血效应

指穴位埋线时出现或有意刺破穴旁络脉，使其少量出血，或溢出皮肤或瘀在皮下，以达到改善微循环、缓解局部血管痉挛、提高机体免疫机能的效应。

3. 留针与埋针效应

长刺激感应时间是穴位埋线疗法的最大优势，其他任何留针与埋针方法均无法比拟。羊肠线经软化、分解、液化和吸收过程，能产生长达 20 天或更长时间的生理、物理及生物化学刺激，弥补了传统针刺刺激时间短、作用不持久、易复发等不足，提高了疗效。

4. 组织疗法效应

羊肠线是一种异体蛋白，取自羊的肠衣加工而成。羊肠线作为一种抗原刺激埋入穴位后，淋巴致敏细胞配合体液中的抗体对其产生致敏反应，巨噬细胞破坏、软化、分解、液化羊肠线，使之变为多肽、氨基酸等，最后被吞噬吸收。在抗原刺激物对穴位产生一系列生理、物理和生物化学刺激的同时，人体应激能力相应提高，人体免疫功能被激发，同时有关脏腑器官机能得到调节，活动趋于平衡。

一、功用

穴位埋线主要作用有平衡阴阳、补虚泻实、疏通经络、协调脏腑、调和气血、扶正祛邪。

二、适应证

埋线疗法不仅用于调节内分泌、新陈代谢、神经系统等功能性疾病，还用于内科、五官科、皮肤科、小儿科、妇科、外科等多种相应的疾病。最近埋线疗法在脊椎疾病、神经痛、退行性关节炎等疼痛性疾病和整形、皮肤美容、肥胖治疗等方面有着广泛的应用。埋线疗法是在研究中的一种治疗方法，特别适用于各种慢性、顽固性疾病以及时间紧和害怕针灸痛苦的患者，即所谓的"深纳而久留之，以治顽疾"。穴位埋线疗法主要优势病种是内科的胃脘痛、肥胖病、痫证、哮喘、腹痛、面瘫、便秘，以及外科的腰腿痛。

三、禁忌证

（1）皮肤局部有感染或有溃疡时不宜埋线。对蛋白质过敏者（牛奶制品之类）不建议埋线。

（2）妊娠期禁用，哺乳期、经期妇女慎用。

（3）肺结核活动期、骨结核、严重心脏病、疤痕体质及有出血倾向者；某些传染病、高热、昏迷、抽搐期间等均不宜使用此法。

（4）大血管处、心脏部、颜面部慎用。

（5）糖尿病患者或瘫痪患者、皮肤感觉迟钝者慎用。

四、操作方法

1. 操作前准备

（1）用具准备

① 一次性埋线针。

② 可吸收性外科缝线。

③ 一次性埋线辅助包。

④ 75％酒精。

（2）体位选择：选择患者舒适、医者便于操作的治疗体位。

（3）环境要求：操作室光线充足、温度保持在 25℃左右、空气流通（但要避免受术者直接吹风），注意环境清洁卫生。

（4）穴位的选择及定位：穴位的选择依据各疾病的诊疗标准，根据病症选取适当的穴位或治疗部位。以经络腧穴为主。

2. 具体操作

（1）标记：操作者消毒双手，根据定位指切作标记。

（2）操作部位消毒：先用 2％碘伏擦拭，再用 75％酒精脱碘。

（3）术者消毒：操作者先使用肥皂水清洗双手，再用 75％酒精消毒，然后戴无菌手套。

（4）进针：操作者手持 7 号一次性埋线针头，镊取 PPDO 线段置于穿刺针针管，后接针芯，左手拇、示指绷紧或捏起进针部位皮肤，右手持针刺入至所需深度后，进行和缓地提插，当出现针感后，推针芯，将 PPDO 线段埋植于穴位的肌层或皮下组织内，退针管，最后用无菌棉球按压针孔以防止出血，贴无菌埋线贴。

此疗法无毒副作用，一般每 2 周治疗 1 次，4～6 次作为 1 个疗程。每个疗程之间可以休息 1～2 周。

五、注意事项

（1）埋线所采用的针具及线体均为一次性的医疗产品，保证一人一针，用后按规定销毁，避免医源性交叉感染，保证安全卫生。

（2）埋线后局部出现酸、麻、胀、痛的感觉是正常的，是刺激穴位后针感得气的反应。体质较柔弱或局部经脉不通者更明显，一般持续时间为 2～7 天。

（3）埋线后 24h 内局部禁沾水，避免洗澡、蒸桑拿、游泳等行为，不影响正常的活动。

（4）局部出现微肿、胀痛或青紫现象是个体差异的正常反应，是由于局部血液循环较慢，对线体的吸收过程相对延长所致，一般 7～10 天即能缓解，不影响任何疗效。

（5）体形偏瘦者或局部脂肪较薄的部位，因其穴位浅，埋线后可能出现小硬节，不影响疗效，但吸收较慢，一般 1～3 个月可吸收完全。

（6）女性在月经期、妊娠期等特殊生理期时期尽量不埋线，对于月经量少或处于月经后期患者可由医师视情况"辨证论治"埋线。

（7）埋线5天内宜避风寒、调情志，以清淡饮食为主，忌烟酒、碳酸饮料、海鲜及辛辣刺激性食物。

（8）如果埋线后局部出现红肿热痛者，请与医师联系，以做相应抗感染处理。

六、穴位埋线的常见问题及处理

1. 硬结

若少处出现硬结，需及时处理，这是局部通过异体组织刺激过强，引起结缔组织反应性增生，2～3个月吸收，一般不留有后遗症。硬结处艾灸、热敷或红外线照射患处，促进局部的血液循环即可；若多处出现个别硬结，除上述处理以外，需行针刺以促进硬结消散。

2. 血肿

发生血肿，需及时处理，可以冷敷止血后再局部轻轻揉按或热敷，或先按压局部止血24h后，再用TDP照射，或绷带加压包扎局部血肿处。

3. 皮下出血

形成瘀青与出针时未及时按压，或针刺伤动静脉致出血有关。瘀青形成后，一般无需特别处理，不久可自行恢复，也可在皮下出血处热敷、艾灸或红外线照射。

4. 疼痛

针具较粗，疼痛一般属于正常反应，部分腧穴本身以疼痛为正常针感，即为得气表现。这种反应的轻重，与埋线的部位、深浅度、线的数量及个体的敏感程度有关。埋线的次数越多，反应的程度越来越轻，因此需要多次埋线者，羊肠线的用量适当渐增才能提高疗效。

5. 晕针

针刺发生晕针，立即停止针刺，即需患者平卧，予饮用少量温水、保暖、休息等处理。

6. 溢线

线溢出过长，则直接用镊子将其拔出。

7. 过敏反应

埋线材料主要是羊肠线，属于生物蛋白线，因个人体质差异，部分患者能出现瘙痒、发热、皮疹等过敏反应。

8. 局部化脓、红肿

脓肿较小，可予抗感染等对症处理。局部化脓、红肿是多种原因引起的炎症性反应，原因有无菌操作不严、羊肠线本身不洁、线头埋入皮下太浅、针眼愈合困难引起术后感染及机体抵抗力差等，还有对羊肠线过敏引起的化脓。有红肿热痛者，面积较大，或在一周后出现，是有细菌感染的因素，可应用些抗生素和局部热敷等。一旦针眼溢液、溢脓，不管埋线后的时间长短和有无炎症反应，均必须及时设法将未吸收的羊肠线取出。

9. 低热

此情况大多患者可自行缓解；多注意休息、多饮温水即可消退。施术后患肢局部温度也会升高，可持续 3～7 天。少数患者可有全身反应，即埋线后 4～24h 内体温上升，一般在 38℃ 左右，局部无感染现象，持续 2～4 天后体温恢复正常。埋线后还可有白细胞总数及中性粒细胞计数的增高现象，应注意观察。

10. 麻木胀痛

属于正常针感反应，且穴位埋线较传统针刺得气持续时间长，无需要特殊处理，就避免剧烈运动即可，一般可自行消失。

第八节　耳穴疗法

耳穴疗法是用针刺或其他方法刺激耳穴，以防治疾病的一种方法，具有操作简便，奏效迅速等特点。

一、耳郭表面解剖

耳郭表面解剖见图 2-59。

（1）对耳轮：在耳轮内侧，与耳轮相对的隆起部。其上方有两分叉，向上分叉的一支称对耳轮上脚；向下分叉的一支称对耳轮下角。

（2）三角窝：对耳轮上、下角之间的三角形凹窝。

（3）耳舟：对耳轮上、下角之间的三角形凹窝。

（4）屏上切迹：耳屏上缘与耳轮脚之间的凹陷。

（5）对耳屏：对耳轮下方与耳屏相对的隆起部。

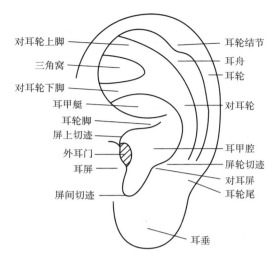

图 2-59　耳郭表面解剖图

（6）屏间切迹：耳屏与对耳屏之间的凹陷。

（7）屏轮切迹：对耳屏与对耳轮之间的稍凹陷处。

（8）耳垂：耳下部无软骨之皮垂。

（9）耳甲艇：耳轮脚以上的耳腔部分，又称耳甲窝。

（10）耳甲腔：耳轮脚以下的耳腔部分，又称耳甲窝。

（11）外耳门：在耳甲腔内，为耳屏所遮盖处。

二、耳穴的分布

耳穴在耳部的分布有一定规律，与身体各部相应的穴位在耳郭的分布像一个倒置的胎儿。一般说来，与头面部相应的穴位在耳垂；与上肢相应的穴位在耳舟；与躯干和下肢相应的穴位在对耳轮和对耳轮上、下脚；与内脏相应的穴位多集中在耳甲艇和耳甲腔。耳穴形象分布示意图和常用耳穴示意图见图 2-60 和图 2-61。

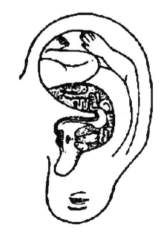

图 2-60　耳穴形象分布示意图

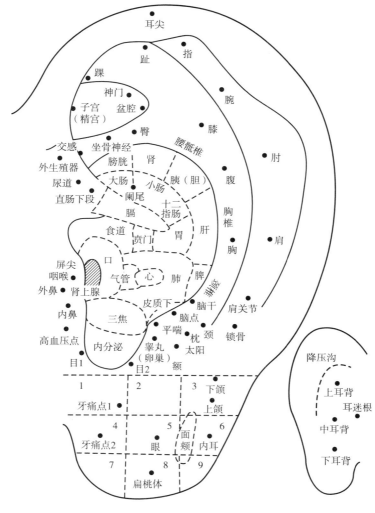

耳尖
趾　指
踝
神门
子宫　盆腔
（精宫）
臀　腰骶椎
交感　坐骨神经
外生殖器　膀胱　肾
尿道　大肠　小肠　胰（胆）
直肠下段　阑尾　十二指肠
膈　肝
食道　贲门　胃
口
屏尖
咽喉　气管　心　肺　脾
外鼻　肾上腺
内鼻　皮质下　脑干　肩关节
三焦
高血压点　平喘　枕　颈　锁骨
内分泌　睾丸　太阳
目1　（卵巢）　额
目2
腕
膝
肘
腹
胸椎
胸
肩
淋巴
脑点
降压沟
上耳背
耳迷根
中耳背
下耳背

1　2　3　下颌
牙痛点1　上颌
4　5　6
牙痛点2　眼　面颊　内耳
7　8　9
扁桃体

图 2-61　常用耳穴示意图

三、常用耳穴的定位和作用

常用耳穴的定位和作用见表 2-3。

表 2-3　常用耳穴的定位和作用

解剖分部	穴名	定位	主治
耳轮脚	膈	在耳轮脚上	呃逆、黄疸

解剖分部	穴名	定位	主治
耳轮部	直肠下段	在与大肠穴同水平的耳轮处	便秘、脱肛、里急后重
	尿道	在与膀胱穴同水平的耳轮处	尿频、尿急、遗尿
	外生殖器	在与交感穴同水平的耳轮处	阳痿等外生殖器病症
	耳尖	将耳轮向耳屏对折时，耳郭上面的尖端处	目赤肿痛、发热、高血压
耳舟部	指	在耳轮结节上方的耳舟部	相应部位疾病
	腕	在平耳轮结节突起处的耳舟部	
	肩	在屏上切迹同一水平线的耳舟部	
	肘	在腕与肩穴之间	
	锁骨	在尾轮切迹同水平的耳舟部、偏耳轮尾处	
	肩关节	在肩与锁骨穴之间	
对耳轮上脚	趾	在对耳轮上脚的外上角	相应部位疾病
	踝	在对耳轮上脚的内上角	
	膝	在对耳轮下脚上缘同水平的对耳轮上脚的起始部	
对耳轮下脚	臀	对耳轮下脚外 1/2 处	相应部位疾病
	坐骨神经	对耳轮下脚内 1/2 处	
	交感	在对耳轮下脚与耳轮内侧交界处	消化、循环系统疾病
对耳轮部	腹	在对耳轮上，与对耳轮下脚下缘同水平处	腹腔疾病、消化系统疾病、痛经等
	胸	在对耳轮上，与屏上切迹同水平处	胸、胁部病症
	颈	在屏轮切迹偏耳舟侧处	落枕、颈部扭伤、瘿气
	脊椎	对耳轮的耳甲腔缘相当于脊柱，在直肠下段和肩关节同水平处分别作两条分界线，将脊柱分为三段，自上而下分别为腰骶椎、胸椎和颈椎	相应部位疾病
三角窝	子宫（精宫）	在三角窝耳轮内侧缘的中点	痛经、带下、不孕、阳痿、遗精
	神门	在三角窝内，靠对耳轮上脚的下、中 1/3 交界处	失眠、多梦、烦躁
	盆腔	在对耳轮上、下脚分叉处	盆腔炎、腰痛

解剖分部	穴名	定位	主治
耳屏部	外鼻	在耳屏外侧的中央	鼻疔、鼻渊
	咽喉	在耳屏内侧面，与外耳道口相对处	咽喉肿痛
	内鼻	在耳屏内侧面，咽喉的下方	鼻渊、感冒
	屏尖	在耳屏上部外侧缘	炎症、痛症
	肾上腺	在耳屏下部外侧缘	低血压、昏厥、无脉症、咳嗽、气喘
	高血压点	在肾上腺与目穴中点稍前	高血压
屏轮切迹	脑干	在屏轮切迹正中处	头痛、眩晕
对耳屏部	平喘（腮腺）	在对耳屏的尖端	哮喘、咳嗽、疳腮
	脑点	在对耳屏上缘，脑干与平喘穴连线的中点	遗尿、崩漏、失眠
	皮质下	在对耳屏内侧面	失眠、多梦、炎症、痛症
	睾丸（卵巢）	在对耳屏的内侧前下方，是皮质下穴的一部分	生殖系统疾病
	枕	在对耳屏外侧面的后上方	神经系统疾病、皮肤病、昏厥
	额	在对耳屏外侧面的前下方	头痛、头昏
	太阳	在对耳屏外侧面，枕与额穴之间	偏头痛
耳轮脚周围	食道	在耳轮脚下方内 2/3 处	恶心呕吐、吞咽困难
	贲门	在耳轮脚下方处 1/3 处	恶心、呕吐
	胃	在耳轮脚消失处	胃痛、呃逆、呕吐、消化不良
	十二指肠	在耳轮脚上方外 1/3 处	胃痛、呕吐
	小肠	在耳轮脚上方中 1/3 处	消化道疾病、心悸
	大肠	在耳轮脚上方内 1/3 处	痢疾、腹泻、便秘
	阑尾	在大肠与小肠之间	肠痈
屏间切迹	目 1	在屏间切迹前下方	青光眼
	目 2	在屏间切迹后下方	近视
	内分泌	在屏间切迹底部	生殖系统疾病、妇科疾病

解剖分部	穴名	定位	主治
耳甲艇部	膀胱	在对耳轮下脚的下缘，大肠穴直上方	淋证、癃闭、遗尿
	肾	在对耳轮下脚的下缘，小肠穴直上方	泌尿、生殖、妇科、腰痛、耳鸣
	胰（胆）	在肝、肾穴之间，左耳为胰，右耳为胆	胰腺炎、糖尿病、胆病
	肝	胃和十二指肠的后方	眼病、胁痛
	脾	肝穴的下方、紧靠对耳轮	脾胃病、血症
耳甲腔部	口	在耳甲腔、紧靠外耳道口的后壁	面瘫、口腔溃疡
	心	在耳甲腔中心最凹陷处	心悸、癔症等
	肺	心穴的上下外三面	肺系病、皮肤病
	气管	在口与心穴之间	咳喘
	三焦	在口、内分泌、皮质下和肺穴之间	便秘、浮肿
耳垂部	牙痛点1	在耳垂1区的外下角	牙痛、拔牙止痛
	牙痛点2	在耳垂4区的中央	
	上颌	在耳垂3区正中处	牙痛、下颌关节痛
	下颌	在耳垂3区上部横线之中心	
	眼	在耳垂5区的中央	眼病
	面颊	在耳垂5、6区交界线的周围	面瘫、三叉神经痛
	内耳	在耳垂6区正中稍上方	耳鸣、耳聋、听力减退
	扁桃体	在耳垂8区正中	乳蛾
耳郭背面	降压沟	在耳郭背面，由内上方斜向外下方行走的凹沟处	高血压
	上耳背	在耳背上方的软骨隆起处	腰背痛、皮肤病、坐骨神经痛
	中耳背	在上耳背与下耳背之间最高处	
	下耳背	在耳背下方的软骨隆起处	
耳背部	耳迷根	在耳郭背与乳突交界处（相当于耳轮脚同水平）的耳根部	胆囊炎、胆石症、胆道蛔虫症

四、耳针的应用

耳针除了用于临床防治疾病以外，还应用于辅助诊断及针刺麻醉。这里主要介绍在防治疾病方面的应用。

1. 选穴处方原则

（1）根据病变部位选穴：如胃痛选胃穴；腹泻选大肠穴、小肠穴；肩痛选肩穴等。

（2）根据中医理论选穴：如皮肤病选肺穴是根据"肺主皮毛"的理论；心律不齐用小肠穴，因"心与小肠相表里"；偏头痛选胆穴，是因胆经循行时，"上抵头角"循行于侧头；目赤肿痛选肝穴，是因"肝开窍于目"等。

（3）根据现代医学知识选穴：如月经不调选内分泌穴；输液反应选肾上腺穴等。

（4）根据临床经验选穴：如高血压用高血压点；目赤肿痛用耳尖穴等。

以上方法可单独使用，亦可两种或两种以上方法配合使用，力求少而精，一般每次应用2～3穴左右，多用同侧，亦可取对侧或双侧。

2. 操作方法

（1）寻找反应点：根据疾病需要确定处方后，在选用穴区内寻找反应点。寻找方法可用探针、火柴头、针柄按压，有压痛处即为反应点。亦可用测定耳部皮肤电阻（耳穴探测仪）的方法，其皮肤电阻降低，导电量明显增高者即为反应点，反应点就是针刺的部位。

（2）消毒：用75%酒精，或先用2%碘酒，后用75%酒精脱碘。

（3）针刺：根据需要选用0.5寸短柄毫针或用特定之图钉式揿针。亦可行穴位注射和电针。毫针进针时以左手固定耳郭，右手进针。进针深度以穿破软骨但不透过对侧皮肤为度。穴位注射不透过软骨，药液注射在软骨与皮肤之间。目前临床多用磁石、菜籽、冰片、王不留行等作压迫刺激。

多数患者针刺后，局部有疼痛或热胀感；少数人有酸、重甚至有特殊之凉、麻、热等感觉沿经络线放射传导，一般有这些感觉者疗效较好。

（4）留针：毫针一般留针20～30min，慢性病可留针1～2h或更长，留针期间可间隔捻针。

（5）出针：出针后用消毒干棉球压迫针孔，防止出血。必要时再涂以酒精或碘伏，预防感染。

（6）疗程：一般每天或隔天1次，连续10次为一疗程，休息几天后，再行下一疗程。

3. 注意事项

（1）严密消毒，预防感染。耳郭冻伤和有炎症的部位禁针。若见针眼发红，患者又觉耳部胀痛，可能有轻度感染时，应及时用2‰碘伏涂擦，或口服消炎药。

（2）有习惯性流产史的孕妇禁用。对年老体弱的高血压、动脉硬化患者，针刺前后应适当休息。

（3）耳针亦可发生晕针，需注意预防处理。

（4）对扭伤及肢体活动障碍的患者，进针后待耳郭充血发热后，宜嘱其适当活动患部，或在患部按摩、加灸等，可增加疗效。

第九节 中药涂擦法

一、适应证

本法可应用多种药物，故适应证广泛，急性、亚急性或慢性皮肤病均可选用，如痤疮、湿疹、银屑病、带状疱疹、斑秃、神经性皮炎、白癜风、虫咬皮炎等。

二、禁忌证

急性炎症、皮肤溃破流滋水、疮面糜烂之处，感冒时忌大面积涂擦，对涂擦药物过敏者禁用。

三、所需物品

棉签、纱布块、棉球或小毛刷，中药药水或中药药膏或中药药包。

四、操作方法

（1）药液类涂药法：用棉签、棉球或小毛刷蘸取适量药液，搽于患处。每日2～3次。

（2）药膏类涂药法：用棉签、纱布块或洗净的手指，蘸取适量软膏，均匀涂擦于患处，不用覆盖。每日1～2次。

（3）洗剂涂药法：先将中药包煎煮，滤出药液，即刻用棉签蘸取药液搽于患处。每日 2～3 次。

五、注意事项

（1）皮损处应涂满药物。

（2）应尽量避免将药物涂至正常皮肤面。

（3）随时注意药物的过敏反应，一旦发生过敏，应及时停药。

（4）大面积涂擦药物时，要注意预防感冒。

（5）某些药物（如汞、砷制剂等）大面积涂用时，应注意防止吸收中毒。

第十节　中药热熨法

一、适应证

适用于风湿痹症引起的局部瘀血、肿痛；扭伤引起的腰背不适、行动不便；脾胃虚寒所致的胃脘疼痛、腹冷泄泻、呕吐等症状。

二、禁忌证

（1）局部皮肤有创伤、溃疡、感染或有较严重的皮肤病者禁用。

（2）颜面五官部位慎用。

（3）孕妇腹部、腰骶部以及某些可促进子宫收缩的穴位，如合谷、三阴交等，应禁止中药熨敷；有些药物如麝香等孕妇禁用，以免引起流产。

（4）糖尿病、血液病、发热、严重心肝肾功能障碍者慎用。

（5）艾滋病、结核病或其他传染病者慎用。

（6）肢体感觉障碍者禁用。

三、物品准备

治疗盘、遵医嘱准备药物及器具、凡士林、棉签、纱布袋 2 个、大毛巾、纱布或纸巾，必要时备屏风、毛毯、温度计等。

四、操作方法

（1）核对医嘱，评估患者，做好解释。嘱患者排空二便。调节病室温度。

（2）备齐用物，携至床旁。取适宜体位，暴露药熨部位，必要时屏风遮挡患者。

（3）根据医嘱，将药物加热至 60～70℃，备用。

（4）先用棉签在药熨部位涂一层凡士林，将药袋放到患处或相应穴位处用力来回推熨，以患者能耐受为宜。力量要均匀，开始时用力要轻，速度可稍快，随着药带温度的降低，力量可增大，同时速度减缓。药袋温度过低时，及时更换药袋或加温。

（5）药熨操作过程中注意观察局部皮肤的颜色情况，及时询问患者对温度的感受。

（6）操作完毕擦净局部皮肤，协助患者着衣，安排舒适体位。嘱患者避风保暖，多饮温开水。

五、注意事项

（1）孕妇腹部及腰骶部、大血管处、皮肤破损及炎症、局部感觉障碍处忌用。

（2）操作过程中应保持药袋温度，温度过低则需及时更换或加热。

（3）药熨温度适宜，一般保持 50～60℃，不宜超过 70℃，年老、婴幼儿及感觉障碍者，药熨温度不宜超过 50℃。操作中注意保暖。

（4）药熨过程中应随时听取患者对温度的感受，观察皮肤颜色变化，一旦出现水疱或烫伤时应立即停止，并给予适当处理。

第十一节　溻渍法

溻渍法是中医传统疗法，溻是将含有药液的纱布或棉絮敷于患处，渍是将患处浸泡于药液中。四肢远端能浸泡的病变部位适用渍法，不能浸着的部位适用溻法，因两法往往同时进行，故合称为溻渍法。它能使疮口洁净，祛除病邪等，从而达到治疗的目的。

一、适应证

皮肤病瘙痒、脱屑；疮疡溃后脓水淋漓或腐肉不脱。

二、操作方法

根据病症及患病部位不同，将所选药物煎汤去渣后，趁热将患处浸泡于药液中或以纱布蘸满药液固定在患处。

糖尿病足：取黄连、金银花各30g，当归、赤芍各20g，加水2000mL，煎煮两次，每次水开后文火煎40min，合并药液。将患处浸入药液30min，每日2次。功能清热解毒燥湿。

足跟痛：取威灵仙、川乌各30g，皂角刺、牛膝各20g，煎煮后温热时将患处浸入药液中，每次30min，每日1次。功能活血散结。

硬皮病：透骨草、桂枝各30g，红花、制草乌各15g，浓煎取汁，用纱布蘸药液湿渍患处，每次30min，每日1次。功能温经活血通络。

肢体动脉痉挛症：细辛、肉桂各20g，当归、苏木各15g，浓煎取汁，趁热将手指浸入药液浸渍，每次1h，每日2次。功能温经散寒，活血止痛。

下肢静脉曲张：川芎、熟地黄各30g，赤芍、桂枝各20g。浓煎取汁，用纱布浸满药液，固定于患处进行渍渍，每次30min，每日1次。功能通经活血，散瘀止痛。

三、注意事项

（1）药液温度要适中，不可过热，以免烫伤皮肤；若药液已冷，可再加热后浸泡。

（2）本法对四肢远端能浸泡着的病变部位，应用渍法，不能浸着的部位用渍法。

（3）冬季应注意保暖，浸泡后要立即拭干，盖被保暖。

第十二节　箍围药

箍围药古称敷贴，它是借药粉具有箍集围聚、收束疮毒的作用，从而可以促使肿疡初起的消散；即使毒已结聚，也能促使疮形缩小，趋于局限，达到早日成脓和破溃；如破溃后，余肿未消者，也可用它来消肿，截其余毒。

一、适应证

凡肿疡不论初起、成脓及溃后，肿势散漫不聚，而无集中之硬块者，均可使用本法。

二、操作方法

由于箍围药的药性有寒、热的不同，所以在应用时也应辨别使用，方能收到预期效果。如金黄散、玉露散药性寒凉，功能清热消肿，散瘀化痰，适用于红、肿、热、痛的一切阳证。金黄散对肿而有结块者，尤其对急性炎症控制后形成慢性迁延性炎症时更为适应。玉露散对焮红、灼热、漫肿无块，如丹毒等病效果更佳。回阳玉龙膏药性温热，功能温经活血，散寒化痰，适用于不红不热的一切阴证。冲和膏药性平和，功能行气疏风，活血定痛，散瘀消肿，适用于疮形肿而不高，痛而不甚，微红微热，介于阴阳之间的半阴半阳证。

调制法总的原则是将箍围药粉与各种不同的液体调剂制成糊状的制剂。由于病情的性质与阶段不同，调制的液体也有多种多样。以醋调者，取其散瘀解毒；以酒调者，取其助行药力；以葱、姜、韭、蒜捣汁调者，取其辛香散邪；以菊花汁、丝瓜叶汁、金银花露调者，取其清凉解毒，其中用丝瓜叶汁调制的玉露散治疗暑天疖肿效果较好；以鸡子清调者，取其缓和刺激；以油类调者，取其润泽肌肤。如上述液体取用有困难时，可用冷茶汁加白糖少许调制。

总之，阳证多用菊花汁、金银花露或冷茶汁调制；半阴半阳证多用葱、姜、韭捣汁或用蜂蜜调；阴证多用醋、酒调敷。目前临床上治疗阳证及半阴半阳证常以凡士林调制成油膏使用。

敷贴法用于外疡初起时，宜敷满整个病变部位，若毒已结聚，或溃后余肿未消，宜敷于患处四周，不要完全涂布。敷贴应超过肿势范围。

三、注意事项

凡外疡初起，肿块局限者，一般宜用消散膏药。箍围药敷后干燥之时，宜时时用液体湿润，以免药物剥落及干板不舒。

第三章 常见病的中医药适宜技术应用

第一节　毫针治疗技术与应用

一、中风（脑卒中）

中风是以突然昏仆，不省人事，半身不遂、口角㖞斜、语言不利，或不经昏仆仅以口㖞、半身不遂为临床主症的疾病。本病的形成，主要在阴阳失调的情况下或因忧思恼怒，或以劳累、房劳等因，致风阳煽动，心火暴盛，风火相并，气血上逆；或因嗜酒，恣食厚味，脾虚痰热内盛，化火动风，风火挟痰上扰，蒙蔽清窍，发为中风。

临床上根据意识有无障碍而分为中脏腑和中经络，本节主要讲述中经络的毫针治疗。

【治则治法】疏通经络，行气活血。

【操作步骤】

取穴：百会、风池、曲池、外关、合谷、环跳、阳陵泉、足三里穴。可随症配穴，足内翻加丘墟透照海，便秘加天枢，语言不利加廉泉。

刺法：直刺，行提插捻转手法。风池穴操作时针尖向鼻尖方向斜刺 $0.8 \sim 1.2$ 寸，廉泉穴向舌根斜刺 $0.8 \sim 1.5$ 寸。

疗程：急性期每日 1 次，恢复期及后遗症期隔日 1 次，每次留针 20～30min，10 次为 1 个疗程。

二、头痛（紧张性头痛、血管神经性头痛）

头痛是指以头部疼痛为主要临床表现的病症。脑为"髓海"，头为诸阳之会、清阳之府，五脏六腑之气皆上会于头。外邪侵袭或内伤诸疾皆可导致气血逆乱，瘀阻脑络，脑失所养而发生头痛。

头痛分为外感头痛和内伤头痛两大类，本节主要讲述内伤头痛的毫针治疗。

【治则治法】疏经活络，行气活血止痛。

【操作步骤】

取穴：百会、风池、合谷、太冲、头维穴，可随症配穴，少阳头痛加率谷、角孙；太阳头痛加天柱、太阳；阳明头痛加攒竹、印堂。

刺法：头部穴位多予以斜刺或平刺，肢体穴位多直刺。风池穴操作时针尖向鼻尖方向斜刺 0.8～1.2 寸，或平刺透风府穴。进针后行提插捻转手法。

疗程：每次留针 30min，每日 1 次，10 次为 1 个疗程。

三、面瘫（特发性面神经麻痹）

面瘫是以口眼向一侧㖞斜为主要症状的一种疾病。其表现为一侧面部松弛，额纹消失，眼裂增大，鼻唇沟变浅，口角下垂，并被牵向健侧，不能做蹙额、皱眉、示齿、鼓颊等动作，部分患者初期耳后疼痛，还可出现味觉减退或听觉过敏，甚至外耳道出现疱疹等。本病多由络脉空虚，风寒之邪乘虚侵袭阳明、少阳脉络，致经气阻滞，筋脉失养，筋肌纵缓不收而发病。

【治则治法】活血通络，疏调经筋。

【操作步骤】

取穴：风池、翳风、地仓、颊车、合谷穴。随症配穴：鼻唇沟平坦加迎香；鼻中沟㖞斜加水沟；颏唇沟㖞斜加承浆；目不能合加阳白、攒竹或申脉、照海。

刺法：对于面部穴位，初起宜浅刺、轻刺，一周后酌予平刺透穴或斜刺。

疗程：每次留针 20～30min，每日 1 次，10 次为 1 个疗程。

四、肩凝症（肩关节周围炎）

肩凝症是以肩部弥漫性疼痛伴活动受限为主要症状的一种疾病。其表现为日轻夜重，晨起关节活动后疼痛减轻，局部可伴有广泛的压痛，手臂外旋、外展、上举、后旋等动作受限。后期病变组织发生粘连，功能障碍逐渐加重，形成"冻肩"，最后导致肩关节功能丧失。本病早期以疼痛为主，晚期以功能障碍为主。一般认为，肩部受凉、过度劳累、慢性劳损与本病的形成有关。

【治则治法】舒筋通络，行气活血。

【操作步骤】

取穴：肩髃、肩髎、肩前、阿是穴、条口穴。可随症配穴：上臂痛加臂臑、曲池；肩胛痛加曲垣、天宗。

刺法：直刺。

疗程：每次留针20～30min，每日1次，10次为1个疗程。

五、腰痛病（急性腰扭伤、腰椎间盘突出症）

腰痛病是以自觉腰部疼痛为主症的一类病证，表现为腰部重痛、酸麻，拘急不可俯仰，或痛连臀腿。本病的发生主要与感受外邪、跌仆损伤等有关。

本病分为寒湿腰痛、瘀血腰痛和肾虚腰痛三大类，本节主要讲述瘀血腰痛的毫针治疗。

【治则治法】舒筋通络，活血化瘀。

【操作步骤】

取穴：肾俞、腰夹脊、委中、阿是穴。

刺法：直刺。

疗程：每次留针20～30min，每日1次，10次为1个疗程。

第二节　针药结合治疗上热下寒型绝经前后诸证

绝经前后诸证，西医称围绝经期综合征（peripheral menopause syndrome，PMS），是指女性在绝经前后，不定时出现烘热汗出，心烦易怒，五心烦热，心慌心悸，头晕耳鸣，失眠多梦等症状的临床综合征。此病发病率较高，且发病率逐年上升，约有80%的40～55岁的妇女会出现不同程度的上述临床症状，严重影响患者的生活质量。

临床实践中发现，上热下寒型绝经前后诸证颇多，众多患者受此证所苦，目前中医方面虽治疗方法较多，但仍需更加有效、更加规范的诊疗方案。郁洪滨主任在临床实践中治疗此证颇有心得，临床疗效得到患者广泛认可。

一、适应证

（1）年龄：发病年龄大于 40 周岁。

（2）主要症状：月经紊乱或绝经前后出现烘热汗出，或情绪改变。

（3）次要症状：①腰背酸痛、头晕耳鸣；②或胁肋疼痛、乳房胀痛、头痛；③或心悸怔忡、心烦不宁、失眠多梦；④或手足心热、阴道干灼热感、性交痛、口干便秘；⑤或腰背冷痛、形寒肢冷、精神萎靡、面浮肢肿、性欲淡漠、小便清长、夜尿多等。

（4）舌淡红或偏红，苔薄白或薄黄、脉细数或沉细。具备疾病诊断中（1）、（2），和/或兼见次要症状中的 2 项以上，结合舌脉即可诊断。

（5）上热下寒证：绝经前后出现烘热汗出、头晕耳鸣、口燥咽干、失眠多梦、健忘、腰膝酸软、下肢畏寒、性欲淡漠、月经紊乱、夜尿频数等。舌红、苔薄、脉沉细或弦细。

二、禁忌证

（1）不符合上述诊断标准。

（2）排除其他器质性疾病（双侧卵巢切除、卵巢肿瘤等）。

（3）合并严重心、脑血管疾病，凝血功能异常、精神病、癫痫、传染病等。

（4）备孕、妊娠或哺乳期女性。

（5）近 3 个月内参加过临床试验者或使用激素类药物者。

（6）针刺部位皮肤有破溃、感染者。

三、技术原理

1. 天地交泰针法

天地交泰针法为泰安市中医医院中医经典科郗洪滨主任所创。郗洪滨主任在临床中发现绝经前后诸证的患者中上热下寒证型颇多，亟需一个系统完善的治疗方法，因此郗主任在临床实践中多次调整治疗方案，最终得出一个简便而有效的穴位配伍，即左侧太冲、内关，右侧足临泣、合谷，加膻中。五穴虽少，但力专效宏。并配合自创推腹之法，疗效更加显著。

郗洪滨主任在临床治疗中秉承"一气周流"理论。中医学认为世界的本源是气，"人秉天地之气生，四时之法成"。黄元御认为"土枢四象，一气周流"，中焦脾胃为枢，肝心脾肾为四象，中气如轴，四维如轮，五脏之气一气周流于全身，如环无端，左升右降。

本病为人身上下天地阴阳失交、气机紊乱所致，故重在调理阴阳气机，使气机恢复正常运转。左侧太冲调理厥阴风木，降肝逆、理肝气；左侧内关调理太阳君火，使心火得降、心肾得交；右侧足临泣调理少阳胆火，使少阳胆火得降，不至横逆在上；右侧合谷调理阳明燥金，使金气得敛，助火下行；揉腹调理中焦太阴湿土，鼓荡气血，升清降浊，助中焦枢轴运化，旋转中气；临床中发现此证患者膻中常有压痛，郗洪滨主任认为此为阳气在上，难以下行，郁结于胸中气会，故有压痛，向下刺膻中，配合鸡爪刺法，破除胸中郁结，引气下行；五气调和，助太阳寒水纳藏，火归水中，阴阳得交。此即为天地交泰针调理一身之气之法。

2. 引火归原方

由于本病上热下寒证病机较为复杂，故单用一方恐难以取效，郗洪滨主任在临床中将适宜此证的经方整合，形成引火归原方。引火归原方包括二仙汤、交泰丸、桂枝加龙骨牡蛎汤。二仙汤温肾阳，补肾精，泻相火，调冲任；交泰丸交通心肾；桂枝加龙骨牡蛎汤调阴阳，和营卫，固精液。三方合用，使阴阳调和，天地交泰，人身自和。

四、操作方法

1. 针刺

（1）取穴：左侧为太冲、内关；右侧为足临泣、合谷；膻中。

加减：失眠严重加神门、百会；口干咽干加复溜、曲泉；胃胀加足三里、中脘、内庭；便秘加支沟、天枢；背腰凉加后溪、阴交、身柱；胸闷气短加公孙、心俞、神庭；脾胃虚弱加地机、太白、足三里；气虚乏力加百会、太渊、中脘；头面部热加大椎、陷谷、太溪。

（2）穴位定位

太冲：在足背侧，当第 1 跖骨间隙的后方凹陷处，有结节或压痛部位。

内关：在前臂掌侧，当曲泽与大陵的连线上，腕横纹上 2 寸，掌长肌腱与桡侧腕屈肌腱之间。

足临泣：在足背侧，当足四趾本节的后方，小趾伸肌腱外侧凹陷处。

合谷：在手背，第一、二掌骨间，当第二掌骨桡侧中点处。

膻中：在胸部，当前正中线上，平第四肋间，两乳头连线的中点。

（3）针刺操作方法：患者取仰卧位，穴位采用75%酒精常规消毒，用1.5寸毫针（一次性无菌针灸针，0.30mm×40mm）进行针刺。第一针：太冲，针刺前先揣穴，选取附近有结节或压痛的部位，向上斜刺0.5～1.0寸。第二针：内关，直刺0.5～1.0寸。第三针：足临泣，直刺0.3～0.5寸。第四针：合谷，直刺0.5～1.0寸。第五针：膻中，向下平刺0.8～1.0寸，鸡爪刺法。所有穴位均平补平泻，以出现酸、麻、胀等得气感为度。太冲、内关、足临泣、合谷留针30min，膻中不留针。

（4）揉腹操作方法：双掌重叠置于神阙穴上，以掌根着力，手臂、手指自然伸直，双下肢微扎马步，使力从足底开始，通过腰部，以身体带动上臂、前臂用力，通过腕部、掌根，使力绵绵不断地作用于神阙穴，按中带揉，揉中带按，刚柔相济，有节奏地环转按揉，力度以患者舒适为宜，按揉至患者腹部有温热感，甚至温热感向腰背部或下肢传导为最佳，按揉时间约30min。

每日1次，每周连续治疗6次，休息1天，此为1疗程，共治疗4疗程。

2. 中药

采用引火归原方，本方为复合方，包括二仙汤、交泰丸、桂枝加龙骨牡蛎汤，方剂组成：仙茅15g、淫羊藿15g、巴戟天15g、当归15g、黄柏12g、知母20g、生川黄连9g、肉桂3g、桂枝15g、芍药15g、生姜9g、甘草9g、大枣10枚、龙骨15g、牡蛎15g。加减：头晕严重加天麻、桑寄生；胸闷严重加石菖蒲、瓜蒌；失眠严重加远志、酸枣仁；头汗多加浮小麦、地骨皮；腹胀严重加半夏、厚朴；心烦严重加玫瑰花、合欢皮；下肢凉严重加牛膝、独活；月经紊乱加益母草、香附；气郁结节加橘核、浙贝母。水煎至约300mL，每日1剂，分早晚饭后温服，连续服用4周。

第三节　隔物灸技术与应用

隔物灸也称间接灸、间隔灸，是利用药物等材料将艾炷和穴位皮肤间隔开，借间隔物的药力和艾炷的特性发挥协同作用，达到治疗虚寒性疾病的一种操作方法，属于艾灸技术范畴。

一、适应证

（1）隔姜灸：适用于缓解因寒凉所致的呕吐、腹泻、腹痛、肢体麻木酸痛、痿软无力等症状。

（2）隔蒜灸：适用于缓解急性化脓性疾病所致肌肤浅表部位的红、肿、热、痛，如：疖、痈等症状。

（3）隔盐灸：适用于缓解急性虚寒性腹痛、腰酸、吐泻、小便不利等症状。

（4）隔附子饼灸：适用于缓解各种虚寒性疾病所致的腰膝冷痛、指端麻木、下腹疼痛及疮疡久溃不敛等症状。

二、评估

（1）病室环境及温度。

（2）主要症状、既往史及是否妊娠。

（3）有无出血病史或出血倾向、哮喘病史或艾绒过敏史。

（4）对热、气味的耐受程度。

（5）施灸部位皮肤情况。

三、告知

（1）施灸过程中出现头昏、眼花、恶心、颜面苍白、心慌出汗等不适现象，及时告知护士。

（2）施灸后如出现轻微咽喉干燥、大便秘结、失眠等现象，无需特殊处理。

（3）个别患者艾灸后局部皮肤可能出现小水疱，无需处理，可自行吸收。如水疱较大，遵医嘱处理。

（4）灸后注意保暖，饮食宜清淡。

四、物品准备

艾炷、治疗盘、间隔物、打火机、镊子、弯盘（广口瓶）、纱布，必要时准备浴巾、屏风。

五、操作方法

（1）核对医嘱，评估患者，排空二便，做好解释。

（2）备齐用物，携至床旁。

（3）协助患者取合理、舒适体位。

（4）遵照医嘱确定施灸部位，充分暴露施灸部位，注意保护隐私及保暖。

（5）在施灸部位放置间隔物并点燃艾炷，进行施灸。

（6）常用施灸方法有以下几种。

① 隔姜灸：用直径约 2～3cm，厚约 0.2～0.3cm 的姜片，在其上用针点刺小孔若干，放在施灸的部位，将艾炷放置在姜片上，从顶端点燃艾炷，待燃尽时接续一个艾炷，一般灸 5～10 壮。

② 隔蒜灸：用厚度约 0.2～0.3cm 的蒜片，在其上用针点刺小孔若干，将艾炷放置在蒜片上，从顶端点燃艾炷，待燃尽时接续一个艾炷，一般灸 5～7 壮。

③ 隔盐灸：用于神阙穴灸，用干燥的食盐填平肚脐，上放艾炷，从顶端点燃艾炷，待燃尽时接续一个艾炷，一般灸 3～9 壮。

④ 隔附子饼灸：用底面直径约 2cm、厚度约 0.2～0.5cm 的附子饼，用针刺小孔若干，将艾炷放置在药饼上，从顶端点燃艾炷，待燃尽时接续一个艾炷，一般灸 5～7 壮。

（7）施灸过程中询问患者有无不适。

（8）观察皮肤情况，如有艾灰，用纱布清洁局部皮肤，协助患者着衣，取舒适卧位。

（9）开窗通风，注意保暖，避免对流风。

六、注意事项

（1）大血管处、孕妇腹部和腰骶部、有出血倾向者不宜施灸。

（2）一般情况下，施灸顺序自上而下，先头身，后四肢。

（3）防止艾灰脱落烧伤皮肤或衣物。

（4）注意皮肤情况，对糖尿病、肢体感觉障碍的患者，需谨慎控制施灸强度，防止烧伤。

（5）施灸后，局部出现小水疱，无需处理，可自行吸收。如水疱较大，用无菌注射器抽出疱液，并以无菌纱布覆盖。

附: 隔物灸技术操作流程图

隔物灸技术操作流程图

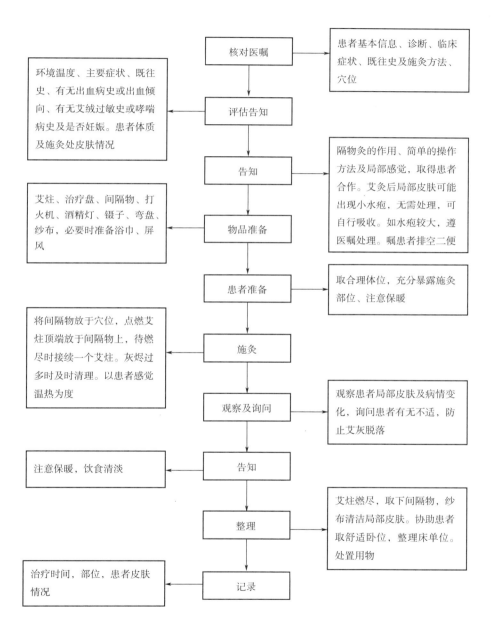

核对医嘱 → 患者基本信息、诊断、临床症状、既往史及施灸方法、穴位

环境温度、主要症状、既往史、有无出血病史或出血倾向、有无艾绒过敏史或哮喘病史及是否妊娠。患者体质及施灸处皮肤情况 ← 评估告知

告知 → 隔物灸的作用、简单的操作方法及局部感觉,取得患者合作。艾灸后局部皮肤可能出现小水疱,无需处理,可自行吸收。如水疱较大,遵医嘱处理。嘱患者排空二便

艾炷、治疗盘、间隔物、打火机、酒精灯、镊子、弯盘、纱布,必要时准备浴巾、屏风 ← 物品准备

患者准备 → 取合理体位,充分暴露施灸部位、注意保暖

将间隔物放于穴位,点燃艾炷顶端放于间隔物上,待燃尽时接续一个艾炷。灰烬过多时及时清理。以患者感觉温热为度 ← 施灸

观察及询问 → 观察患者局部皮肤及病情变化,询问患者有无不适,防止艾灰脱落

注意保暖,饮食清淡 ← 告知

整理 → 艾炷燃尽,取下间隔物,纱布清洁局部皮肤。协助患者取舒适卧位,整理床单位。处置用物

治疗时间,部位,患者皮肤情况 ← 记录

第四节　悬灸技术与应用

悬灸是采用点燃的艾条悬于选定的穴位或病痛部位之上，通过艾的温热和药力作用刺激穴位或病痛部位，达到温经散寒、扶阳固脱、消瘀散结、防治疾病的一种操作方法，属于艾灸技术范畴。

一、适应证

适用于各种慢性虚寒型疾病及寒湿所致的疼痛，如胃脘痛、腰背酸痛、四肢凉痛、月经寒痛等；中气不足所致的急性腹痛、吐泻、四肢不温等症状。

二、评估

（1）病室环境及温度。

（2）主要症状、既往史及是否妊娠。

（3）有无出血病史或出血倾向、哮喘病史或艾绒过敏史。

（4）对热、气味的耐受程度。

（5）施灸部位皮肤情况。

三、告知

（1）施灸过程中出现头昏、眼花、恶心、颜面苍白、心慌出汗等不适现象，及时告知护士。

（2）个别患者在治疗过程中艾灸部位可能出现水疱。

（3）灸后注意保暖，饮食宜清淡。

四、物品准备

艾条、治疗盘、打火机、弯盘、广口瓶、纱布，必要时备浴巾、屏风、计时器。

五、操作方法

（1）核对医嘱，评估患者，做好解释。

（2）备齐用物，携用物至床旁。

（3）协助患者取合理、舒适体位。

（4）遵照医嘱确定施灸部位，充分暴露施灸部位，注意保护患者隐私及保暖。

（5）点燃艾条，进行施灸。

（6）常用施灸方法有以下几种。

① 温和灸：将点燃的艾条对准施灸部位，距离皮肤约 2～3cm，使患者局部有温热感为宜，每处灸 10～15min，至皮肤出现红晕为度。

② 雀啄灸：将点燃的艾条对准施灸部位约 2～3cm，一上一下进行施灸，如此反复，一般每穴灸 10～15min，至皮肤出现红晕为度。

③ 回旋灸：将点燃的艾条悬于施灸部位上方约 2cm 处，反复旋转移动范围约 3cm，每处灸 10～15min，至皮肤出现红晕为度。

（7）及时将艾灰弹入弯盘，防止灼伤皮肤。

（8）施灸结束，立即将艾条插入广口瓶，熄灭艾火。

（9）施灸过程中询问患者有无不适，观察患者皮肤情况，如有艾灰，用纱布清洁，协助患者穿衣，取舒适卧位。

（10）酌情开窗通风，注意保暖，避免吹对流风。

六、注意事项

（1）糖尿病患者或其他疾病引起感觉功能减退、皮肤愈合能力差者，大血管处、孕妇腹部和腰骶部，皮肤感染、溃疡、瘢痕处，有出血倾向者不宜施灸。空腹或餐后一小时左右不宜施灸。

（2）一般情况下，施灸顺序自上而下，先头身，后四肢。

（3）施灸时防止艾灰脱落烧伤皮肤或衣物。

（4）注意观察皮肤情况，对糖尿病、肢体麻木及感觉迟钝的患者，尤应注意防止烧伤。

（5）如局部出现小水疱，无需处理，可自行吸收；水疱较大，可用无菌注射器抽吸疱液，用无菌纱布覆盖。

附：悬灸技术操作流程图

悬灸技术操作流程图

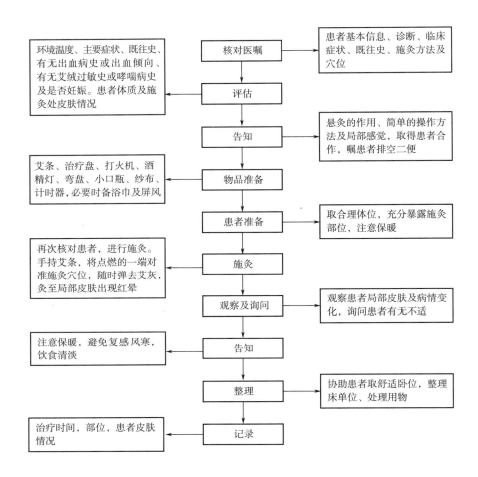

核对医嘱	患者基本信息、诊断、临床症状、既往史、施灸方法及穴位
评估	环境温度、主要症状、既往史、有无出血病史或出血倾向、有无艾绒过敏史或哮喘病史及是否妊娠。患者体质及施灸处皮肤情况
告知	悬灸的作用、简单的操作方法及局部感觉，取得患者合作，嘱患者排空二便
物品准备	艾条、治疗盘、打火机、酒精灯、弯盘、小口瓶、纱布、计时器，必要时备浴巾及屏风
患者准备	取合理体位，充分暴露施灸部位，注意保暖
施灸	再次核对患者，进行施灸。手持艾条，将点燃的一端对准施灸穴位，随时弹去艾灰，灸至局部皮肤出现红晕
观察及询问	观察患者局部皮肤及病情变化，询问患者有无不适
告知	注意保暖，避免复感风寒，饮食清淡
整理	协助患者取舒适卧位，整理床单位、处理用物
记录	治疗时间，部位，患者皮肤情况

第五节　多功能艾灸治疗仪的应用

艾灸疗法是祖国医学古老的医疗方法之一。是运用艾绒在体表穴位上烧灼、温熨，借灸火的热力以及药物的作用，通过经络的传导，以起到温通气血、扶正祛邪，达到防治疾病的目的。临床常用多功能艾灸仪进行操作，以达到控温、定时、无烟等目的。

一、适应证

适用于各种疼痛性疾病、颈椎病、肩周炎、关节炎、腰腿疼、腹疼、腹泻、痛经、风湿性关节炎等疾病。

二、禁忌证

孕妇、身体炎症部位、对艾绒过敏者、心脏支架搭桥、体内有金属物质者禁用。

三、物品准备

治疗盘、多功能艾灸治疗仪、消毒液、艾灸片、搭扣带、弯盘。

四、操作方法

(1) 核对医嘱，评估患者，做好解释。

(2) 备齐用物，携至床旁。

(3) 协助患者取合理、舒适体位。

(4) 遵照医嘱取穴。

(5) 接通电源，打开仪器开关，仪器时间显示 30min，温度 45℃，灸头插入前面板的灸头输出插座，符合患者要求；选好部位，用搭扣带固定于施灸部位（松紧适宜）按启动键开始，指示灯亮。

(6) 观察施灸部位皮肤情况、患者对温度的感受以及患者反应。

(7) 操作完毕，治疗结束，告知患者注意事项，安排舒适体位，整理床单位。

(8) 医疗垃圾按规定处理。

(9) 洗手；记录施灸时间、部位、皮肤情况及患者感受；签名。

五、注意事项

(1) 治疗时，患者应保持清醒状态。

(2) 一般不用艾灸仪治疗感觉障碍的局部，如需治疗必须严格控制施灸时间及温度，认真观察，防止烫伤。

(3) 施灸时，避免过饱过饥，尽量不要被风吹到，操作完毕后要注意保暖。

(4) 一般不要在饭前空腹和饭后立即施灸。

(5) 注意晕灸，虽不多见，但是一旦晕灸则出现头晕、眼花、恶心、面色苍白、汗出等症状。出现晕灸后，立即停止施灸，卧床休息，通知医师，配合处理。

第六节　集热灸技术与应用

一、适应证

临床使用集热灸治疗的病种广泛，包括腰部疾患，如腰椎间盘突出症、腰肌劳损、急性腰扭伤、腰椎管狭窄、腰背肌筋膜炎；膝骨性关节炎；消化系统病症，如慢性结肠炎、慢性胃痛、腹痛、腹泻；妇科系统病症如月经不调、痛经、慢性盆腔炎等。

二、禁忌证

无论外感或阴虚内热证，凡脉象数疾者禁灸；高热、抽搐或极度衰竭、形瘦骨弱、感觉减退者，亦不宜灸治。

三、物品准备

艾绒、不锈钢艾灸器、治疗床、一次性床单、酒精灯。

四、操作方法

患者根据施灸部位，备好体位，充分暴露需施灸部位。不锈钢集热大盘规格：直径约30cm，40目，中心放200g艾绒，堆成圆锥状，并按压紧实，从底部用酒精灯点燃后（艾绒未见明火）将集热盘放置艾灸架上，灸架置于施灸上方约20cm处，集热盘圆心正对施灸部位中心位置，集热盘盖子盖上，连接净烟管道，治疗开始。教予患者自动升降遥控器使用方法：当感觉皮肤发烫不能耐受时，将艾灸架升高到皮温感觉可耐受的位置；随着有更多艾绒参与燃烧，温度不断升高，再次感觉温度过高不可耐受时，再次升高艾灸架。待其随着艾绒燃烧殆尽温度逐渐下降，随时调整艾灸架高度。整个治疗过程约50min，每天1次，10次为1疗程。

五、注意事项

（1）集热灸操作严谨细致，施灸前与患者充分沟通说明施灸要求及可能出现的灸疗反应，消除患者恐惧心理。

（2）根据患者体质和病证施灸，热力应充足，火力宜均匀，切勿乱灸暴灸。

（3）灸治中，出现晕灸者罕见。若一旦发生晕灸，则应按晕针处理方法而行急救。

（4）施灸过程中，应防止艾火烧伤衣物、被褥等。施灸完毕，必须将艾绒熄灭，以防止发生火灾。对于昏迷、温触痛觉减退的患者，应注意勿灸过量，避免烧烫伤。

第七节　十字灸法技术与应用

十字灸法，是指在腹部用隔姜灸调理三焦疾病的一种方法。其特点涵括了脐灸、关元灸、中脘灸、天枢灸、气海灸、大横灸、中极灸……充分发挥特定穴中的募穴与神阙穴的科学配伍作用，火力集中，温通力强，能调动十二经与奇经八脉的协同作用，集温化、升腾、疏泄、通调、化瘀、固精、平衡、矫健等功能为一体，综合性地治理三焦的疾病。

何为三焦？三焦为六腑之一，在人体的躯体分三个节（段、区域），是中医藏象学说中一个特有的名词。三焦位于躯体和脏腑之间的空腔，包括胸腔和腹腔，人体的其他脏器均在其中，是上、中、下焦的合称。膈以上为上焦，即胸部，内有心、肺；膈脐之间为中焦，即上腹部，内有脾、胃、肝、胆；脐以下为下焦，即下腹部，内有肾、膀胱、大肠、小肠、生殖器。

一、理论依据

在过去的四十多年，以督灸治疗脊痹中发现督灸扶阳祛湿，破瘀散结，壮骨透肌的作用尤佳，脊柱的疼痛、僵硬、恶寒、疲惫感很快减轻或消失。但是，经常反复发作，有的缠绵难愈，探究其因与三焦的慢性疾病有关。督灸时三焦的病症虽有好转，但治疗效果较慢，配上十字灸后症状缓解较快，病情不易复发，故创立了"十字灸"。

十字灸源于脐灸，开始用督灸后配合脐灸，脐灸的经气感传较慢，气至病所的速度迟缓。脊痹是个顽固性疑难病，脏腑与官窍的疾病都可诱发脊痹的发生与发展，依据临床的需求，以预防为主，所以拓宽了脐灸的应用范围。十字灸虽属于外治之法，但同归于内治之理。

十字灸的创立基于中医理论，中医是以阴阳、五行、经络、脏腑为基础的自然科学。阴阳为天地之道，阴阳者，一分为二，用以说明天地间万物万象的发生、发展和变化。如"人"字，左为阳，右为阴，故有知一"人"字便能行医的说法。

实际上在人体的不同部位阴阳含义不同，如头为阳、足为阴；背为阳、腹为阴；腑为阳、脏为阴；明为阳、暗为阴……在同一的部位或事物中又有划分"阴中有阳，阳中有阴"，如人群中的男女，男为阳、女为阴；男中有阴阳，女中也有阴阳。还比如气为阳，血为阴；外为阳、内为阴；功能的为阳、物质的为阴；热为阳、寒为阴……。阴阳的关系互为根本互相依存，如无阳则无阴、无上则无下、无热则无寒……，缺一不成对立统一。阴阳的转换规律既相互依存又相互制约，《素问·阴阳应象大论》说"阴在内阳之守也；阳在外阴之使也"。指出阳以阴为基，阴以阳为偶的互源互用关系。这种关系体现在自然界和人体内十分普遍，如自然界中四时寒热的更替和气候的相应变化，是阴阳二气运动变化的结果。阴阳二气虽然是对立制约的，但又是相互资生和相互转化的，缺一不可，只有平衡才能保持对立、统一。如夏天虽热，但阴从阳生（夏至一阴生），雨水增多；冬日虽寒，但阳从阴化（冬至一阳生），干燥少雨，所以《素问·阴阳应象大论》讲"阴生阳长，阳杀阴藏"。

在人体方面，体现在维持机体生命活动的物质基础是"精"与"气"。精有形属阴，气无形属阳。精气输布于背部为阳（六腑为阳），深藏于腹部为阴（五脏为阴）。由此可知腹为阴气所聚之处，阴性寒，寒则凝，凝则结聚，结聚不通，易生疼痛。寒凝导致经络瘀滞，也是诱发肥胖和其他疾病的基础。

在腹部经脉有六条阴经，即任脉、冲脉、带脉、肾经、肝经、脾经；二条阳经，胃经和胆经。腹部形如壇壮，储纳万物制造精华，即是精气的资生地（收购站与加工厂），又是各脏器能量的发射点，是生命活动的大本营。如果腹部经络不通，温度过低，都会影响腹部机能，表现为精华不能利用变成废物，中医叫水饮、痰湿、瘀血……，从而引发各种疾病。而在腹部十字灸对调理腹部的慢性疾病，起到直接效应。

二、适应证

十字灸具有温中散寒，疏肝和胃，健脾利湿，滋阴生精，升清降浊，固本止汗，理气活血，调经养颜，瘦身健美，宁心安神，改善睡眠等功效。

十字灸适用于三焦的寒性疾病和养生保健。如感冒、中耳炎、虹膜炎、咽喉炎、牙周炎、气管炎、肺炎、鼻炎、食管炎、乳腺增生、胃炎、胆囊炎、十二指肠炎、食欲不振、消化不良、腹泻、遗尿、遗精、阳痿、前列腺增生、前列腺炎、直肠炎、结肠炎、膀胱炎、附件炎、盆腔炎、痛经、月经不调、尿路感染、失眠、焦虑、多汗、肥胖症、不孕症、黄斑、青春痘等。

三、操作方法

（1）选择体位，取仰卧位，充分暴露腹部。

（2）取穴，以神阙穴为中心，向上下左右各旁开 4 寸，即上至中脘、下至中极、左右各至大横。

（3）点出标志，用指掐"十"字标志。

（4）消毒，用 75％酒精棉球消毒，用棉棒沾姜汁涂抹，撒药粉（或不散药粉）。

（5）铺桑皮纸。

（6）铺姜泥，宽 3cm、高 2.5cm，呈上窄下宽的梯形状。

（7）放置艾炷，艾炷以同身寸为度。

（8）点火，顺序从神阙开始，依次点燃上、下、左、右共五点。

（9）更换艾炷，一壮灸完后更换第二壮，每次灸 2 壮，重症可灸 3 壮。

（10）灸毕移去姜泥和艾灰。

（11）清理灸处。用暖热毛巾擦去艾灰和姜末。

四、注意事项

（1）十字灸的注意事项同督灸一样，凡是大饥、大渴、过劳、惊恐、大汗、大失血、恼怒、过度悲伤时忌灸，防止晕灸。高血压、糖尿病在病情稳定时保健灸；癫、狂、痫发病期禁灸；癌症在手术后化疗、放疗后可配后十字灸；心脏病不稳定期慎重不灸为好。

（2）操作时防止火灾，操作时备有水缸或水杯，将火柴或线香残端、脱落的艾火及时放入水缸或水杯内灭火，以防火灾。

（3）控制施灸量，灸量由少到多，逐渐过渡，养生保健灸量宜少，治病灸量宜多，依据体质和病情，因时制宜，因人而异。

（4）遇到灸后反应，一定查找原因，对因对症及时纠正。

（5）大便干结者，调肠通便后才能灸。

（6）低血压者，查明原因再灸。

第八节　耳穴贴压技术与应用

耳穴贴压（图 3-1）是采用王不留行籽、莱菔籽等丸状物贴压于耳郭上的穴位或反应点，通过其疏通经络，调整脏腑气血功能，促进机体的阴阳平衡，达到防治疾病、改善症状的一种操作方法，属于耳针技术范畴。

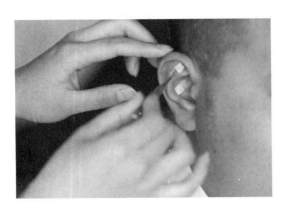

图 3-1　耳穴贴压

一、适应证

主要适应于各种疼痛性疾病；各种炎症性疾病；各种变态反应性疾病，如过敏性鼻炎、过敏性哮喘、过敏性紫癜、荨麻疹、药物疹等；内分泌代谢及泌尿生殖系统疾病，如糖尿病、肥胖症、甲状腺功能亢进等；预防感冒、晕车、晕船；此外，还具有美容、减肥、催产、催乳、戒烟、解酒、解毒等功效。尤其对失眠、多梦、小儿近视、高血压、牙痛、咽喉肿痛、睑腺炎等疾患效果突出。

二、评估

（1）主要症状、既往史，是否妊娠。

（2）对疼痛的耐受程度。

（3）有无对胶布、药物等过敏情况。

（4）耳部皮肤情况。

三、告知

（1）耳穴贴压的局部感觉为热、麻、胀、痛，如有不适及时通知护士。

（2）每日自行按压 3～5 次，每次每穴 1～2min。

（3）耳穴贴压脱落后，应通知护士。

四、物品准备

治疗盘、王不留行籽或莱菔籽等丸状物、胶布、75%酒精、棉签、探棒、止血钳或镊子、弯盘、污物碗，必要时可备耳穴模型。

五、操作方法

（1）核对医嘱，评估患者，做好解释。

（2）备齐用物，携至床旁。

（3）协助患者取合理、舒适体位。

（4）遵照医嘱，探查耳穴敏感点，确定贴压部位。

（5）75%酒精自上而下、由内到外、从前到后消毒耳部皮肤。

（6）选用质硬而光滑的王不留行籽或莱菔籽等丸状物黏附在 0.7cm×0.7cm 大小的胶布中央，用止血钳或镊子夹住贴敷于选好耳穴的部位上，并给予适当按压（揉），使患者有热、麻、胀、痛感觉，即"得气"。

（7）观察患者局部皮肤，询问有无不适感。

（8）常用按压手法有以下几种。

① 对压法：用示指和拇指的指腹置于患者耳郭的正面和背面，相对按压，至出现热、麻、胀、痛等感觉，示指和拇指可边压边左右移动，或做圆形移动，一旦找到敏感点，则持续对压 20～30s。对压对内脏痉挛性疼痛、躯体疼痛有较好的镇痛作用。

② 直压法：用指尖垂直按压耳穴，至患者产生胀痛感，持续按压 20～30s，间隔少许，重复按压，每次按压 3～5min。

③ 点压法：用指尖一压一松地按压耳穴，每次间隔 0.5s。本法以患者感到胀而略沉重刺痛为宜，用力不宜过重。一般每次每穴可按压 27 下，具体可视病情而定。

（9）操作完毕，安排舒适体位，整理床单。

六、注意事项

（1）耳郭局部有炎症、冻疮或表面皮肤有溃破者，有习惯性流产史的孕妇不宜施行。

（2）耳穴贴压每次选择一侧耳穴，双侧耳穴轮流使用。夏季易出汗，留置时间1～3 天，冬季留置 3～7 天。

（3）观察患者耳部皮肤情况，留置期间应防止胶布脱落或污染；对普通胶布过敏者改用脱敏胶布。

（4）患者侧卧位耳部感觉不适时，可适当调整。

附：耳穴压豆操作流程图

耳穴压豆操作流程图

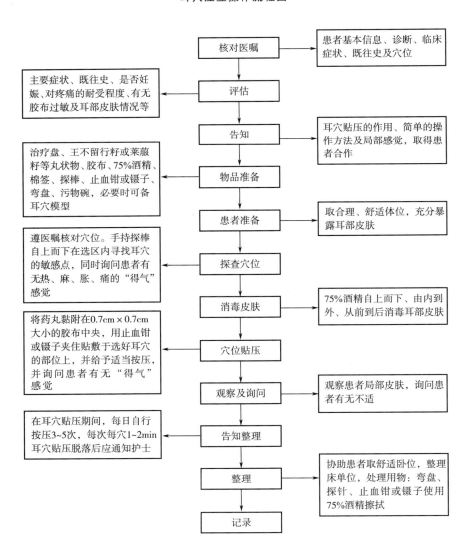

第九节　耳尖放血技术与应用

　　耳尖穴是经外奇穴，有退热消炎、祛风清热、清脑明目、镇痛降压的作用。卷耳取尖上即是耳尖穴。放血疗法古代称为"刺络"，有开窍泄热、活血消肿的作用。采用耳尖穴放血能泻火、解毒、活血、散瘀及调和阴阳。

　　耳尖穴在经络中为肝经所主，肝在中医里被称为"将军之官"，和情绪活动关系密切，肝脏功能失常，容易产生肝火症状，此时就可耳尖放血。中医认为少阳主风，太阳主表。由于膀胱经上至头顶再从头两侧至耳上，少阳胆经循经行耳。表证与太阳有关，皮肤病与风与表皆有关联，所以耳尖可以主风主表，可以治风也可以治表。少阳经也循行眼内侧及外侧，在这里放血，可以治疗眼的疾病。心肾皆开窍于耳，且少阳经也绕耳入耳，因此耳尖放血除了活血化瘀以外，还可以镇惊祛风，交通心肾，所以它是治疗失眠很好的穴位。耳尖放血还可以促进血液循环，改善组织供血供氧，提高机体的自身免疫功能。

　　耳尖放血能有效治疗高血压，因高血压的主要发病机理是肝肾阴虚、肝阳上亢，而耳与脏腑关系密切，耳尖穴的周围散在着手太阳小肠经、手少阳三焦经、足少阳胆经、手阳明大肠经、足阳明胃经等经脉的支脉、支别；足太阳膀胱经则至"耳上角"，与耳尖穴有着更直接的关系，因此耳尖放血具有祛风清热、镇肝潜阳、清脑明目之功。研究证明，耳尖放血可以影响血中一氧化氮的浓度，抑制交感神经活动，降低血中儿茶酚胺的浓度，进而降低血压，达到治疗高血压的目的。同时，该疗法还能减轻高血压对肾脏的损害。

一、适应证

　　（1）发热、睑腺炎、咽炎、咽喉肿痛、结膜炎等五官科疾病。

　　（2）头痛、中风后遗症、面瘫、痛风、高血压、失眠。

　　（3）对膝骨关节炎、腰椎间盘突出症、肩周炎、湿疹、痤疮、痛经等亦有一定辅助治疗的效果。

二、禁忌证

　　（1）因肿瘤、血液病、结缔组织病、结核等引起的发热。

（2）由先天性脊柱裂引起的遗尿。

（3）耳尖部有炎症或冻疮时。

（4）患有各种出血性疾病（如血友病、原发性血小板减少等）及有出血倾向者。

（5）处于月经期患者。

（6）孕妇、哺乳期妇女及有习惯性流产史者，禁用耳尖放血。

（7）身体极度虚弱者，或暂时性劳累、饥饱、情绪失常。

（8）气血不足等情况时，应避免耳尖放血。

三、操作方法

（1）耳尖刺血的操作需要准备以下物品：无菌棉签，75％酒精，三棱针或采血针。

（2）操作前应清洁双手，做好耳区消毒，避免感染。

（3）找准耳尖部位，用手轻轻揉捏耳部，使局部充血。用无菌棉棒蘸取75％酒精，进行常规消毒，用三棱针或采血针对准耳尖穴，用手持针速刺，用酒精棉棒擦其针孔（起到减缓血液凝固的作用），左手反复挤压，如此数次，出血量达8～10滴即可，最后用干棉棒压迫局部。

（4）每日或隔日治疗一次，双耳交替或双耳同时操作均可。

四、注意事项

（1）给患者作好解释工作，消除不必要的顾虑。

（2）放血针具必须严格消毒，防止感染。

（3）针刺放血时应注意进针不宜过深，创口不宜过大，以免损伤其他组织。

（4）划割血管时，宜划破即可，切不可割断血管。

（5）宜1日或2日1次；放血量大者，1周放血不超过2次。1～3次为一疗程。如出血不易停止，要采取压迫止血。

第十节 穴位敷贴技术与应用

穴位敷贴技术（图3-2）是将药物制成一定剂型，敷贴到人体穴位，通过刺激穴位，激发经气，达到通经活络、清热解毒、活血化瘀、消肿止痛、行气消痞、扶正强身作用的一种操作方法。

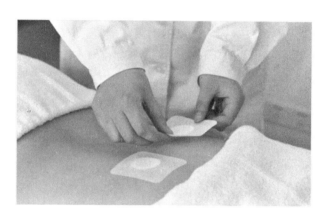

图3-2 穴位敷贴技术

一、适应证

1. 呼吸系统疾病

慢性鼻炎、慢性咽炎、慢性咳嗽、慢性支气管炎、支气管哮喘、肺气肿、肺心病、过敏性鼻炎等。也适用于易感冒、体质虚弱的群体。

2. 骨关节系统疾病

颈椎病、肩周炎、腰椎间盘突出症、膝骨关节炎以及风湿性关节炎、强直性脊柱炎、增生性关节炎、肌肉纤维炎等。

3. 消化系统疾病

慢性胃炎、慢性肠炎、胃或十二指肠溃疡、胃肠神经功能紊乱、肠易激综合征、慢性便秘等。

4. 妇科疾病

月经不调、痛经、产后头痛、坐月伤风、慢性盆腔炎等。

5. 儿科疾病

支气管哮喘、反复性咳嗽、体虚易感冒、厌食、腹泻、遗尿、消化不良、汗症等。

二、评估

（1）病室环境，温度适宜。

（2）主要症状、既往史、药物及敷料过敏史、是否妊娠。

（3）敷药部位的皮肤情况。

三、告知

（1）出现皮肤微红为正常现象，若出现皮肤瘙痒、丘疹、水疱等，应立即告知护士。

（2）穴位敷贴时间一般为 6～8h。可根据病情、年龄、药物、季节调整时间，小儿酌减。

（3）若出现敷料松动或脱落及时告知护士。

（4）局部贴药后可出现药物颜色、油渍等污染衣物。

四、物品准备

治疗盘，棉纸或薄胶纸，遵医嘱配制的药物，压舌板，无菌棉垫或纱布，胶布或绷带，0.9％生理盐水棉球；必要时备屏风、毛毯。

五、操作方法

（1）穴位选择：穴位贴敷技术的穴位选择与针灸技术基本一致，也是以脏腑经络学说为基础，根据不同的保健需求和病证、穴位的特性，通过辨体、辨病和辨证，合理选取相关穴位，组成处方进行应用。实际操作时，可单选，亦可合选，需要灵活掌握，力求少而精。

① 局部取穴：可以采用疾病部位或者临近的穴位。

② 循经远取：一般根据中医经络循行线路选取远离病变部位的穴位。

③ 经验选穴：多根据临床医师和保健师的经验选取穴位，如吴茱萸贴敷涌泉穴调理小儿流涎；威灵仙贴敷身柱穴调治百日咳等。

（2）核对医嘱，评估患者，做好解释，注意保暖。

（3）备齐用物，携至床旁。根据敷药部位，协助患者取适宜的体位，充分暴露患处，必要时屏风遮挡患者。

（4）更换敷料，以0.9%生理盐水或温水擦洗皮肤上的药渍，观察创面情况及敷药效果。

（5）根据敷药面积，取大小合适的棉纸或薄胶纸，用压舌板将所需药物均匀地涂抹于棉纸上或薄胶纸上，厚薄适中。

（6）将药物敷贴于穴位上，做好固定。为避免药物受热溢出污染衣物，可加敷料或棉垫覆盖。以胶布或绷带固定，松紧适宜。

（7）温度以患者耐受为宜。

（8）观察患者局部皮肤，询问有无不适感。

（9）操作完毕后擦净局部皮肤，协助患者着衣，安排舒适体位。

六、注意事项

（1）孕妇的脐部、腹部、腰骶部及某些敏感穴位，如合谷、三阴交等处都不宜敷贴，以免局部刺激引起流产。

（2）药物应均匀涂抹于棉纸中央，厚薄一般以0.2～0.5cm为宜，覆盖敷料大小适宜。

（3）敷贴部位应交替使用，不宜单个部位连续敷贴。

（4）除拔毒膏外，患处有红肿及溃烂时不宜敷贴药物，以免发生化脓性感染。

（5）对于残留在皮肤上的药物不宜采用肥皂或刺激性物品擦洗。

（6）使用敷药后，如出现红疹、瘙痒、水疱等过敏现象，应暂停使用，报告医师，配合处理。

附：穴位敷贴操作流程图

穴位敷贴操作流程图

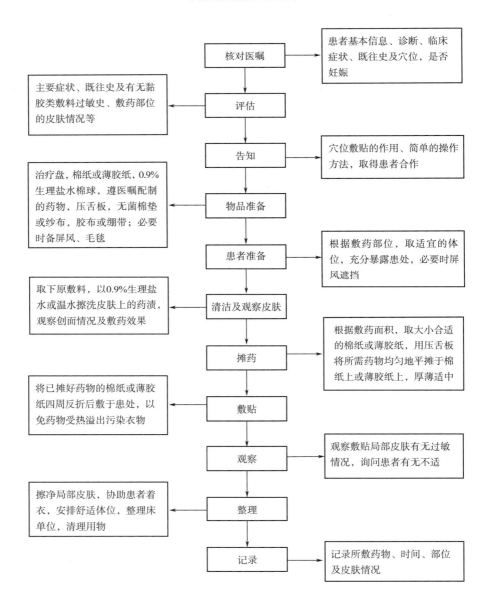

核对医嘱	患者基本信息、诊断、临床症状、既往史及穴位，是否妊娠
评估	主要症状、既往史及有无黏胶类敷料过敏史、敷药部位的皮肤情况等
告知	穴位敷贴的作用、简单的操作方法，取得患者合作
物品准备	治疗盘，棉纸或薄胶纸，0.9%生理盐水棉球，遵医嘱配制的药物，压舌板，无菌棉垫或纱布，胶布或绷带；必要时备屏风、毛毯
患者准备	根据敷药部位，取适宜的体位，充分暴露患处，必要时屏风遮挡
清洁及观察皮肤	取下原敷料，以0.9%生理盐水或温水擦洗皮肤上的药渍，观察创面情况及敷药效果
摊药	根据敷药面积，取大小合适的棉纸或薄胶纸，用压舌板将所需药物均匀地平摊于棉纸上或薄胶纸上，厚薄适中
敷贴	将已摊好药物的棉纸或薄胶纸四周反折后敷于患处，以免药物受热溢出污染衣物
观察	观察敷贴局部皮肤有无过敏情况，询问患者有无不适
整理	擦净局部皮肤，协助患者着衣，安排舒适体位，整理床单位，清理用物
记录	记录所敷药物、时间、部位及皮肤情况

第十一节　穴位注射技术与应用

穴位注射技术（图 3-3）又称水针，是将小剂量药物注入腧穴内，通过药物和穴位的双重作用，达到治疗疾病的一种操作方法。

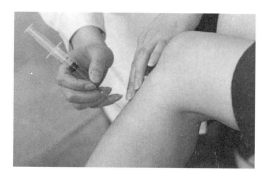

图 3-3　穴位注射技术

一、适应证

1. 运动系统疾病

颈椎病、肩周炎、腰肌劳损、腰椎骨质增生、腰椎间盘突出症、坐骨神经痛、风湿及类风湿关节炎、扭伤等。

2. 神经系统疾病

头痛、面瘫、面肌痉挛、痿症、三叉神经痛、肋间神经痛等。

3. 消化系统疾病

急慢性胃炎、胃溃疡、胃下垂、胃肠功能紊乱、腹泻、便秘等。

4. 呼吸系统疾病

咳嗽、急慢性支气管炎、上呼吸道感染、哮喘等。

5. 心血管病

心悸、冠心病、心绞痛、高血压等。

6. 妇科疾病

月经不调、痛经、闭经、盆腔炎等。

7. 五官科疾病

咽喉肿痛、目赤肿痛、中耳炎、鼻炎等。

二、评估

（1）主要症状、既往史、药物过敏史、是否妊娠。

（2）注射部位局部皮肤情况。

（3）对疼痛的耐受程度及合作程度。

三、告知

注射部位会出现疼痛、酸胀的感觉属于正常现象，如有不适及时告知护士。

四、物品准备

治疗盘、药物、一次性注射器、无菌棉签、皮肤消毒剂、污物碗、利器盒。

五、操作方法

（1）核对医嘱，评估患者，做好解释，嘱患者排空二便。

（2）配制药液。

（3）备齐用物，携至床旁。

（4）协助患者取舒适体位，暴露局部皮肤，注意保暖。

（5）遵医嘱取穴，通过询问患者感受确定穴位的准确位置。

（6）常规消毒皮肤。

（7）再次核对医嘱，排气。

（8）一手绷紧皮肤，另一手持注射器，对准穴位快速刺入皮下，然后用针刺手法将针身推至一定深度，上下提插至患者有酸胀等"得气"感应后，回抽无回血，即可将药物缓慢推入。

（9）注射完毕拔针，用无菌棉签按压针孔片刻。

（10）观察患者用药后症状改善情况，安置舒适体位。

六、注意事项

（1）局部皮肤有感染、瘢痕，有出血倾向及高度水肿者不宜进行注射。

（2）孕妇下腹部及腰骶部不宜进行注射。

（3）严格执行三查七对及无菌操作规程。

（4）遵医嘱配置药物剂量，注意配伍禁忌。

（5）注意针刺角度，观察有无回血。避开血管丰富部位，避免药液注入血管内，患者有触电感时针体往外退出少许后再进行注射。

（6）注射药物后患者如出现不适症状时，应立即停止注射并观察病情变化。

附：穴位注射操作流程图

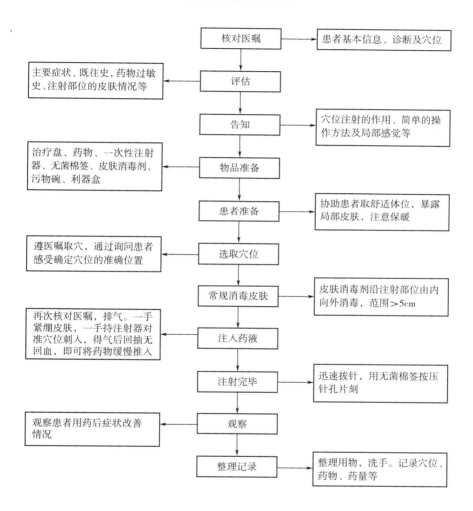

穴位注射操作流程图

核对医嘱	→ 患者基本信息、诊断及穴位
主要症状、既往史，药物过敏史，注射部位的皮肤情况等 ← 评估	
告知	→ 穴位注射的作用、简单的操作方法及局部感觉等
治疗盘、药物、一次性注射器、无菌棉签、皮肤消毒剂、污物碗、利器盒 ← 物品准备	
患者准备	→ 协助患者取舒适体位，暴露局部皮肤，注意保暖
遵医嘱取穴，通过询问患者感受确定穴位的准确位置 ← 选取穴位	
常规消毒皮肤	→ 皮肤消毒剂沿注射部位由内向外消毒，范围>5cm
再次核对医嘱，排气。一手紧绷皮肤，一手持注射器对准穴位刺入，得气后回抽无回血，即可将药物缓慢推入 ← 注入药液	
注射完毕	→ 迅速拔针，用无菌棉签按压针孔片刻
观察患者用药后症状改善情况 ← 观察	
整理记录	→ 整理用物，洗手。记录穴位、药物、药量等

第十二节　中药封包技术与应用

中药封包技术是在皮肤及穴位上施以温热疗法，使药物有效成分渗透体表及穴位，以达到通经活络、清热解毒、消肿止痛等作用的一种治疗方法。

一、适应证

适用于软组织损伤（非急性期）、腰痛、腰肌劳损、肩周炎、风湿性关节炎，以及胃痛、腹痛等由于风寒之邪导致的疼痛等症。

二、评估

（1）主要临床表现、既往史及过敏史。

（2）治疗部位的皮肤情况。

（3）患者体质及心理状况。

三、告知

（1）中药封包的作用、简单的操作方法及局部感觉。

（2）中药封包的温度，局部皮肤用药反应。

四、物品准备

（1）中医护理盘（中药封包盘），包括托盘、布袋、生理盐水棉球、TDP烤灯。

（2）遵医嘱准备药物、一次性中单。

（3）治疗单、手消毒液。

五、操作方法

（1）核对医嘱，评估患者，做好解释。

（2）洗手，备齐用物，至床旁再次核对医嘱及患者信息。

（3）屏风遮挡，协助患者取舒适体位，暴露治疗部位。

（4）核对医嘱及用药，将研成粉末的药物装入布袋中，将布袋口封紧，用热水将其打湿，加入适量米醋，以药物湿润为度，将其放在治疗巾上备用。

（5）将烤灯接通电源，调节温度，将其放在备好的封包上烤 5min，使其温热。

（6）将温好的药包放于需要治疗的部位，将烤灯放于至药包 30～40cm 处上方，遮盖暴露的皮肤，以免烤伤，治疗时间为 30min。

（7）治疗完毕，协助患者整理衣着并取舒适体位，整理床单。

（8）告知患者相关注意事项，整理用物，洗手。

六、注意事项

（1）注意为患者保暖并保护隐私。

（2）烤灯温度不应超过 70℃，以免烫伤。

（3）局部皮肤出现红疹、瘙痒、水疱等过敏现象时，立即停止使用，报告医师，配合处理。

（4）注意遮挡暴露的皮肤，以免引起烫伤。

附：中药封包技术操作流程图

中药封包技术操作流程图

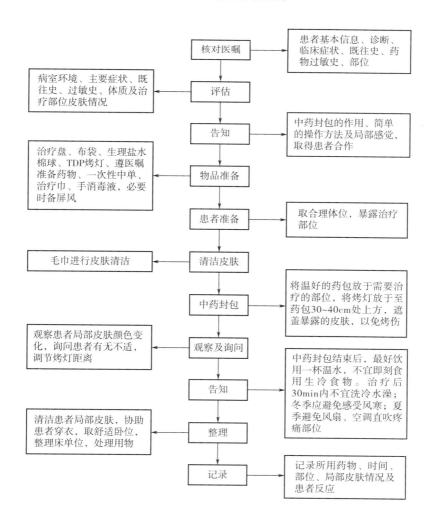

第十三节　中药涂药技术与应用

中药涂药技术是将中药制成水剂、酊剂、油剂、膏剂等剂型，涂抹于患处或涂抹于纱布外敷于患处，达到祛风除湿、解毒消肿、止痒镇痛的一种操作方法。

一、适应证

适用于跌打损伤、烫伤、烧伤、疖痈、静脉炎等。

二、评估

（1）病室环境、温度适宜。

（2）主要症状、既往史、药物过敏史、是否妊娠。

（3）对疼痛的耐受程度。

（4）涂药部位的皮肤情况。

三、告知

（1）涂药后如出现痛、痒、胀等不适，应及时告知护士，勿擅自触碰或抓挠局部皮肤。

（2）涂药后若敷料脱落或包扎松紧不适宜，应及时告知护士。

（3）涂药后可能出现药物颜色、油渍等污染衣物的情况。

（4）中药可致皮肤着色，数日后可自行消退。

四、物品准备

治疗盘、中药制剂、治疗碗、弯盘、涂药板（棉签）、镊子、生理盐水棉球、纱布或棉纸、胶布或弹力绷带、治疗巾等，必要时备中单、屏风、大毛巾。

五、操作方法

（1）核对医嘱，评估患者，做好解释，调节病室温度。

（2）备齐用物，携至床旁。根据涂药部位，取合理体位，暴露涂药部位，必要时屏风遮挡。

（3）患处铺治疗巾，用生理盐水棉球清洁皮肤并观察局部皮肤情况。

（4）将中药制剂均匀涂抹于患处或涂抹于纱布外敷于患处，范围超出患处 1～2cm 为宜。

（5）各类剂型用法如下。

① 混悬液先摇匀后再用棉签涂抹。

② 水、酊剂类药物用镊子夹棉球蘸取药物涂擦，干湿度适宜，以不滴水为度，涂药均匀。

③ 膏状类药物用棉签或涂药板取药涂擦，涂药厚薄均匀，以 2～3mm 为宜。

④ 霜剂应用手掌或手指反复擦抹，使之渗入肌肤。

⑤ 对初起有脓头或成脓阶段的肿疡、脓头部位不宜涂药。

⑥ 乳痈涂药时，在敷料上剪一缺口，使乳头露出，利于乳汁的排空。

（6）根据涂药的位置、药物的性质，必要时选择适当的敷料覆盖并固定。

（7）涂药过程中随时询问患者有无不适。

（8）操作完毕，协助患者着衣，安排舒适体位。

六、注意事项

（1）婴幼儿颜面部、过敏体质者及妊娠患者慎用。

（2）涂药前需清洁局部皮肤。

（3）涂药不宜过厚以防毛孔闭塞。

（4）涂药后，观察局部及全身的情况，如出现丘疹、瘙痒、水疱或局部肿胀等过敏现象，停止用药，将药物擦洗干净并报告医师，配合处理。

（5）患处若有敷料，不可强行撕脱，可用生理盐水棉球沾湿敷料后再揭，并擦去药迹。

附：涂药法操作流程图

涂药法操作流程图

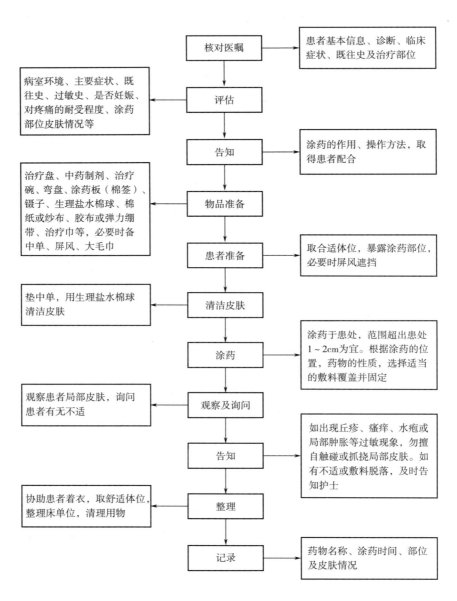

核对医嘱 → 患者基本信息、诊断、临床症状、既往史及治疗部位

病室环境、主要症状、既往史、过敏史、是否妊娠、对疼痛的耐受程度、涂药部位皮肤情况等 → 评估

告知 → 涂药的作用、操作方法，取得患者配合

治疗盘、中药制剂、治疗碗、弯盘、涂药板（棉签）、镊子、生理盐水棉球、棉纸或纱布、胶布或弹力绷带、治疗巾等，必要时备中单、屏风、大毛巾 → 物品准备

患者准备 → 取合适体位，暴露涂药部位，必要时屏风遮挡

垫中单，用生理盐水棉球清洁皮肤 → 清洁皮肤

涂药 → 涂药于患处，范围超出患处1～2cm为宜。根据涂药的位置，药物的性质，选择适当的敷料覆盖并固定

观察患者局部皮肤，询问患者有无不适 → 观察及询问

告知 → 如出现丘疹、瘙痒、水疱或局部肿胀等过敏现象，勿擅自触碰或抓挠局部皮肤。如有不适或敷料脱落，及时告知护士

协助患者着衣，取舒适体位，整理床单位，清理用物 → 整理

记录 → 药物名称、涂药时间、部位及皮肤情况

第十四节　中药酊剂湿敷治疗痛风

一、适应证

痛风急性发作期局部皮肤及小关节红、肿、热、痛。

二、禁忌证

（1）辨证为热毒壅滞证，禁用于辨证为风寒湿邪证。

（2）皮肤破溃、糜烂感染的不能外用。

（3）皮肤有外伤的不能外用。

三、物品准备

75％医用酒精，无菌纱布，广口瓶，镊子，消毒棉球。

四、操作方法

（1）局部红肿疼痛处碘伏消毒处理。

（2）用 3cm×5cm 无菌纱布放入药酊浸泡 1min，然后放在疼痛处湿敷。

（3）等待纱布药液充分吸收，再第二次用浸药纱布外敷，连续重复 3 次。

（4）取下纱布，再次消毒，保持皮肤干燥。

五、注意事项

湿敷时间不超过 30min，必须做好消毒操作。

第十五节　芒硝冰片外敷治疗肢体外伤后肿痛

外伤后肿胀是由于毛细血管破裂、出血及血管壁渗透性增加，血管内液渗透到组织间隙所致。疼痛则是由于创伤性血肿压迫或炎性反应物质刺激局部末梢神经所引起。中医学认为，外伤肿痛病机主要是皮肉筋骨损伤引起气血瘀滞，经络阻塞。《正体类要》指出"肢体损于外，则气血伤于内，营卫有所不贯"。

一、适应证

冰片外用具有清热止痛，止痒生肌的作用。其辛散芳香，内达脏腑，外通九窍，苦能燥湿，故可散风湿，透郁热。芒硝辛苦咸，可行血破血，用于血瘀诸证。对于一切跌打损伤后肿痛者均可应用，且适用于手术后患肢肿胀者。

二、禁忌证

对芒硝、冰片过敏者，创面有渗出不干燥者禁用。

三、评估

疼痛：采用视觉模拟评分法观察局部疼痛程度。评定标准如下：0 分为无痛；1～3 分为轻度疼痛；4～7 分为中度疼痛；8～10 分为重度疼痛。

肿胀程度：观察局部肿胀情况。评定标准如下：肿胀明显，皮肤纹理伸张，皮肤紧张发亮，或出现张力性水疱为重度；肿胀明显，皮肤纹理平顺，用指按压肿胀部位有明显凹陷为中度；局部肿胀较轻，用指按压肿胀部位无明显凹陷为轻度。

四、操作方法

芒硝、冰片（药量比 200：1）混合均匀，装入布袋，外敷于肿胀部位。可根据部位的大小确定药量。5 天更换药物，一般 5～10 天为一疗程。

第十六节　中药灌肠技术与应用

中药灌肠技术是将中药药液从肛门灌入直肠或结肠，使药液保留在肠道内，通过肠黏膜的吸收达到清热解毒、软坚散结、泄浊排毒、活血化瘀等作用的一种操作方法。中药结肠滴注参照此项操作技术。

一、适应证

适用于慢性肾衰竭，慢性疾病所致的腹痛、腹泻、便秘、发热、带下等症状。常用药物如下。

1. 黏液、脓血便

黄连 15g、黄柏 15g、马齿苋 10g、白头翁 10g、五倍子 10g、地榆炭 30g，加水 500mL，浓煎至 100mL，保留灌肠。

出血多者：败酱草 10g、蒲公英 10g、地榆炭 10g、槐花炭 10g、仙鹤草 10g、诃子 10g，加水 500mL，浓煎取 100mL，保留灌肠。

2. 腹泻伴里急后重

白术 20g、白芍 30g、陈皮 10g、防风 10g、柴胡 10g、白及 5g，加水 500mL，浓煎取 100mL，保留灌肠。

3. 便秘

桃仁 10g、当归 10g、白芍 10g、生地黄 10g、麦冬 10g、枳壳 10g、厚朴 10g、升麻 10g、火麻仁 15g、肉桂 6g，加水 500mL，浓煎取 100mL，保留灌肠。

二、评估

（1）病室环境、温度适宜。

（2）主要症状、既往史、排便情况、有无大便失禁、是否妊娠。

（3）肛周皮肤情况。

（4）有无药物过敏史。

（5）心理状况、合作程度。

三、告知

（1）操作前排空二便。

（2）局部感觉为胀、满、轻微疼痛。

（3）如有便意或不适，应及时告知护士。

（4）灌肠后体位视病情而定。

（5）灌肠液保留 1h 以上为宜，保留时间长，利于药物吸收。

四、物品准备

治疗盘、弯盘、煎煮好的药液、一次性灌肠袋、水温计、纱布、一次性手套、垫枕、中单、石蜡油、棉签等，必要时备便盆、屏风。

五、操作方法

（1）核对医嘱，评估患者，做好解释，调节室温。嘱患者排空二便。

（2）备齐用物，携至床旁。

（3）关闭门窗，用隔帘或屏风遮挡。

（4）协助患者取左侧卧位（必要时根据病情选择右侧卧位），充分暴露肛门，垫中单于臀下，置垫枕以抬高臀部10cm。

（5）测量药液温度（39～41℃），液面距离肛门不超过30cm，用石蜡油润滑肛管前端，排液，暴露肛门，插肛管时，可嘱患者张口呼吸以使肛门松弛，便于肛管顺利插入。插入10～15cm缓慢滴入药液（滴入的速度视病情而定），滴注时间15～20min。滴入过程中随时观察并询问患者耐受情况，如有不适或便意，及时调节滴入速度，必要时终止滴入。中药灌肠药量不宜超过200mL。

（6）药液滴完，夹紧并拔除肛管，协助患者擦干肛周皮肤，用纱布轻揉肛门处，协助取舒适卧位，抬高臀部。

六、注意事项

（1）肛门、直肠、结肠术后，大便失禁，孕妇急腹症和下消化道出血的患者禁用。

（2）慢性痢疾，病变多在直肠和乙状结肠，宜采取左侧卧位，插入深度15～20cm为宜；溃疡性结肠炎病变多在乙状结肠或降结肠，插入深度18～25cm；阿米巴痢疾病变多在回盲部，应取右侧卧位。

（3）当患者出现脉搏细速、面色苍白、出冷汗、剧烈腹痛、心慌等，应立即停止灌肠并报告医师。

（4）灌肠液温度应在床旁使用水温计测量。

附：中药保留灌肠操作流程图

中药保留灌肠操作流程图

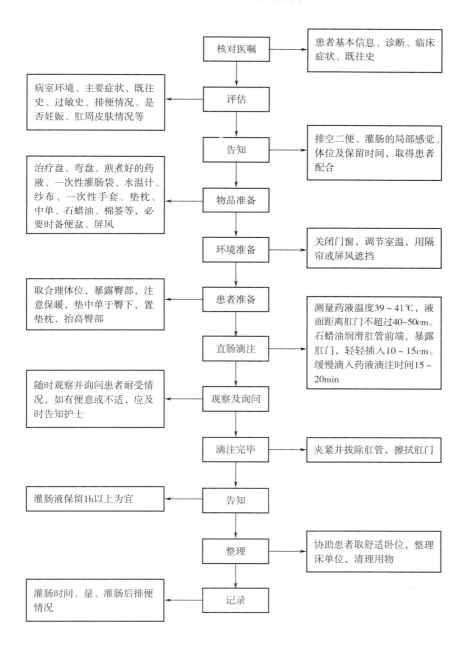

核对医嘱 → 患者基本信息、诊断、临床症状、既往史

病室环境、主要症状、既往史、过敏史、排便情况、是否妊娠、肛周皮肤情况等 ← 评估

告知 → 排空二便、灌肠的局部感觉、体位及保留时间，取得患者配合

治疗盘、弯盘、煎煮好的药液、一次性灌肠袋、水温计、纱布、一次性手套、垫枕、中单、石蜡油、棉签等，必要时备便盆、屏风 ← 物品准备

环境准备 → 关闭门窗，调节室温，用隔帘或屏风遮挡

取合理体位，暴露臀部，注意保暖，垫中单于臀下，置垫枕，抬高臀部 ← 患者准备

直肠滴注 → 测量药液温度39～41℃，液面距离肛门不超过40～50cm。石蜡油润滑肛管前端，暴露肛门，轻轻插入10～15cm。缓慢滴入药液滴注时间15～20min

随时观察并询问患者耐受情况，如有便意或不适，应及时告知护士 ← 观察及询问

滴注完毕 → 夹紧并拔除肛管，擦拭肛门

灌肠液保留1h以上为宜 ← 告知

整理 → 协助患者取舒适卧位，整理床单位，清理用物

灌肠时间、量、灌肠后排便情况 ← 记录

第十七节　中药熏蒸技术与应用

中药熏蒸技术是借用中药热力及药理作用熏蒸患处的一种外治技术。以中药蒸汽为载体，辅以温度、湿度、力度的作用，促进局部的血液及淋巴的循环，有利于局部水肿及炎症的吸收，消除局部肌纤维的紧张和痉挛。临床广泛应用于风湿免疫性疾病，以及骨伤科、妇科、皮肤科和五官等各科疾病的治疗当中。

一、操作方法

1. 烟气熏法

利用所取药物，或研粗末，置于火盆或火桶中；或用纸片，将药末摊于纸上并卷成香烟状，点燃熄灭后而产生的烟气，对准某一特定部位进行反复熏疗，以达到治疗作用。烟气熏法也可用于室内的消毒灭菌，从而达到预防疾病的目的。

2. 蒸汽熏法

利用所取药物加清水煎煮后所产生的蒸汽熏蒸某一特定部位。操作方法：①取用一种特殊容器，将所用药物置于容器中加清水煎煮后，即对准患处或治疗部位，边煮边熏；②取出药液，倒入盆内，再趁热熏蒸。

3. 现代"汽雾透皮"技术

应用现代电子技术生产出的汽雾透皮设备，可进行全身、四肢及局部的汽雾给药，具有操作简便，保证药物的浓度和温度的稳定等优点。

要注意给药温度及时间。一般将蒸汽温度控制在45℃左右，每次熏蒸时间设定为30min左右。另有研究证实：较高的熏蒸温度可以明显提高即时的止痛效果及远期治疗效果。但要注意，部分敏感部位不耐受高温，此时要注意降低蒸汽温度至人体体温上下。所以，临床应用时，应视具体情况调节蒸汽温度，以患者能耐受为宜。

【特别提示】高血压、心脏病重症患者慎用，如出现头晕、胸闷、呼吸困难等情况后立即停用。

二、常见疾病的熏洗治疗

1. 面瘫病（周围性面神经麻痹）

面瘫以口眼㖞斜为主要表现，多发于青壮年，多因劳作过度，机体正气不足，络脉空虚，卫外不固，复因睡卧当风，感受外邪，风寒或风热之邪乘虚入中面部经络，致气血闭阻，手足太阳、阳明经筋功能失调，筋肉失于濡养、约束，肌肉纵缓不收而成。

【治则治法】温经散寒，祛风通络。

【组方】猪牙皂 20g、荆芥 15g、防风 15g、蝉蜕 12g、大黄 12g、建曲 12g。

【操作步骤】将中药装入药罐中，加清水 1000～1500mL，煎煮沸后 5～10min，仍在原煎药容器上，趁热熏蒸患侧面部，并以文火维持药液沸腾，使蒸汽持续而均匀，熏至面部微汗出为止。每次熏 30～40min，每日 1 次，3 日为 1 个疗程。1 个疗程未愈，可以隔 3 天后，再进行下一个疗程。3 个疗程无效，可改用他法。

2. 关格（慢性肾功能不全）

慢性肾功能不全的患者临床上多有恶心、呕吐等症状，甚至食入即吐。中医认为其病机关键是脾肾虚衰，毒损肾络，其毒主要为湿浊、痰饮、瘀毒、药毒等。患者有时不愿或无法内服药物，此时应用中药熏蒸技术，可促进水、代谢产物等随汗液从皮肤排出，能够明显改善慢性肾功能衰竭患者的疲倦无力、水肿、纳差等症状。

【治则治法】开腠泻毒，利水消肿。

【组方】麻黄 10g、细辛 10g、桂枝 10g、连翘 10g、木瓜 10g、白芷 10g、川芎 10g、红花 10g、当归 10g、地肤子 10g、淫羊藿 10g、紫苏叶 15g、艾叶 15g、羌活 15g、防风 15g。

【操作步骤】应用中药汽疗仪，将中药加清水 3000～3500mL，通电煎沸 20～30min，待蒸汽舱内温度达 37℃ 时，患者进入舱内，中药蒸汽熏蒸全身各处（除头外），每日 1 次，每次 20min。10 次为 1 疗程，疗程间可间隔 3 天。

3. 咳嗽（上呼吸道感染、支气管炎）

咳嗽是指因外感或内伤等因素，导致肺失宣肃，肺气上逆，冲击气道，发出咳声或伴咯痰为临床特征的一种病证。

【治则治法】化痰止咳。

【组方】荆芥 10g、陈皮 10g、紫菀 20g、百部 20g、白前 20g、桔梗 20g、甘草 6g。

【操作步骤】将中药加水 1000～1500mL，煎煮 20min 左右，煮沸后将药液倒入有嘴壶中，盖住壶口，趁热将壶嘴对准患者口鼻熏蒸，并令患者重吸之。凉后加热，反复重吸，每日一副，早晚各一次。

【特别提示】熏蒸前先用手背试探蒸汽温度，至手背无烫灼感，方可以口鼻重吸，避免蒸汽烫伤口鼻。

4. 妇人腹痛（盆腔炎）

盆腔炎是指女性生殖道及子宫周围的结缔组织和盆腔腹膜的炎性反应，可分为慢性盆腔炎和急性盆腔炎。以女性下腹部坠胀疼痛，伴有白带量明显增多，可为脓性，有臭味，也可以呈血性，月经紊乱等为主要症状。多因湿浊热毒蓄积下焦，气血壅滞所致，为妇科常见病、多发病。

【治则治法】活血化瘀，理气止痛，祛湿消癥。

【组方】鸡血藤 20g、三棱 20g、莪术 20g、川楝子 10g、荔枝核 10g、透骨草 10g、鱼腥草 10g、红花 10g、桂枝 10g、小茴香 10g、白芷 15g、香附 15g、延胡索 15g。

【操作步骤】将中药加清水 4000mL，煎煮沸后 5～10min，仍在原煎药容器上，趁热熏蒸腹部，并以文火维持药液沸腾，使蒸汽持续而均匀。每次熏 30min，每日 2 次，1 个月为 1 个疗程。

5. 眼科病

中药熏蒸治疗眼科病是用中药煎剂的热气蒸腾上熏眼部，具有物理温热敷及药物治疗的双重作用。适用于干眼症、视疲劳、角膜炎、巩膜炎、急慢性葡萄膜炎等。禁忌证为眼部恶性肿瘤、出血性眼病初期或是有复发倾向的急性结膜炎。

将煎好的中药放入熏药机中，利用中药熏药机产生热气蒸腾熏眼部。其温度以能忍受而不烫伤为佳，温度过低不起作用，每次 15min 左右，每日 1～3 次。功能清热解毒明目。方选用薄荷、决明子、桑叶、菊花、金银花等。

第十八节　中药泡洗技术与应用

中药泡洗技术是借助泡洗时洗液的温热之力及药物本身的功效，通过浸洗全身或局部皮肤，达到益气活血、清热除湿、消肿止痛、祛瘀生新等作用的一种操作方法。

一、适应证

化疗及靶向药物引起的手足部感觉异常、麻木、迟钝、疼痛，皮肤肿胀、红斑、脱屑、皲裂甚至出血、溃疡等。还可应用于外感发热、失眠、便秘、皮肤感染及中风恢复期的手足肿胀等症状。

泰安市中医医院肿瘤科常用协定方如下。

1. 预防化疗神经毒性

伸筋草 50g	透骨草 50g	艾叶 50g	威灵仙 50g
羌活 20g	独活 20g	花椒 20g	白芷 20g
防风 20g	细辛 15g	延胡索 20g	桃仁 20g
红花 15g	续断片 15g		

水煎外洗

2. 奥沙利铂引起的手足麻木

单纯表现为手足麻木，如过电感，辨证寒湿阻络证。方用黄芪桂枝五物汤加减。

黄芪 30g	桂枝 10g	赤芍 15g	当归 20g
鸡血藤 30g	豨莶草 30g	川乌 10g	草乌 10g
老鹳草 30g			

水煎外洗

如伴有手脚心痒，可加用何首乌、防风各 30 克。

3. 卡培他滨引起的手足麻木

手足会有小水疱，随着水疱破裂，会伴有皮肤干燥脱皮，辨证为湿热阻络。

地龙 15g	苍耳子 12g	防己 12g	滑石 15g
秦艽 10g	丝瓜络 10g	蚕沙 12g	黄连 3g
海风藤 30g	苍术 10g	薏苡仁 30g	

水煎外洗

4. 易瑞沙引起的手足皲裂

中医辨证为燥邪伤阴，阴血不足，脉络瘀阻。

生地黄 30g	百合 30g	紫草 10g	白及 10g
苦杏仁 10g	生黄芪 30g	当归 20g	桑叶 10g
玄参 15g			

水煎外洗

二、评估

（1）病室环境、温度适宜。

（2）主要症状、既往史、过敏史、是否妊娠或处于月经期。

（3）患者体质、对温度的耐受程度。

（4）泡洗部位皮肤情况。

三、告知

（1）餐前餐后 30min 内不宜进行全身泡浴。

（2）全身泡洗时水位应在膈肌以下，以微微汗出为宜，如出现心慌等不适症状，及时告知护士。

（3）中药泡洗时间 30min 为宜。

（4）泡洗过程中，应饮用温开水 300～500mL，小儿及老年人酌减，补充体液及增加血容量以利于代谢废物的排出。有严重心肺及肝肾疾病患者饮水不宜超过 150mL。

四、物品准备

治疗盘、药液及泡洗装置、一次性药浴袋、水温计、毛巾、病服。

五、操作方法

（1）核对医嘱，评估患者，做好解释，调节室内温度。嘱患者排空二便。

（2）备齐用物，携至床旁。根据泡洗的部位，协助患者取合理、舒适体位，注意保暖。

（3）将一次性药浴袋套入泡洗装置内。

（4）常用泡洗法如下。

① 全身泡洗技术：将药液注入泡洗装置内，药液温度保持 40℃左右，水位在患者膈肌以下，全身浸泡 30min。

② 局部泡洗技术：将 40℃左右的药液注入盛药容器内，将浸洗部位浸泡于药液中，浸泡 30min。

（5）观察患者的反应，若感到不适，应立即停止，协助患者卧床休息。

（6）操作完毕，清洁局部皮肤，协助患者着衣，安置舒适体位。

六、注意事项

（1）心肺功能障碍，出血性疾病患者禁用。糖尿病、心脑血管病患者及妇女月经期间慎用。

（2）防烫伤，糖尿病、足部皲裂患者的泡洗温度适当降低。

（3）泡洗过程中，应关闭门窗，避免患者感受风寒。

（4）泡洗过程中护士应加强巡视，注意观察患者的面色、呼吸、汗出等情况，出现头晕、心慌等异常症状，停止泡洗，报告医师。

附：中药泡洗技术操作流程

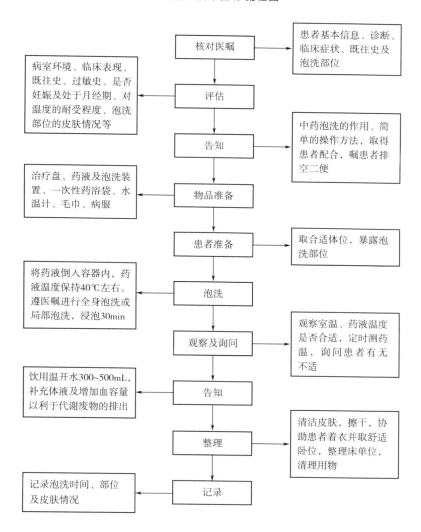

中药泡洗技术操作流程图

核对医嘱 → 患者基本信息、诊断、临床症状、既往史及泡洗部位

病室环境、临床表现、既往史、过敏史、是否妊娠及处于月经期、对温度的耐受程度、泡洗部位的皮肤情况等 ← 评估

告知 → 中药泡洗的作用、简单的操作方法，取得患者配合，嘱患者排空二便

治疗盘、药液及泡洗装置、一次性药浴袋、水温计、毛巾、病服 ← 物品准备

患者准备 → 取合适体位，暴露泡洗部位

将药液倒入容器内，药液温度保持40℃左右。遵医嘱进行全身泡洗或局部泡洗，浸泡30min ← 泡洗

观察及询问 → 观察室温、药液温度是否合适，定时测药温，询问患者有无不适

饮用温开水300~500mL，补充体液及增加血容量以利于代谢废物的排出 ← 告知

整理 → 清洁皮肤，擦干，协助患者着衣并取舒适卧位，整理床单位，清理用物

记录泡洗时间、部位及皮肤情况 ← 记录

第十九节　中药硬膏贴敷技术与应用

中药硬膏贴法是将中药制成膏剂贴于患者体表局部或穴位上，从而达到祛风散寒、活血化瘀、消肿定痛等作用的一种中医特色疗法。

一、适应证

本法可消积化块，逐瘀止痛，舒筋活血，祛风散寒，适用于肿瘤晚期无法进食及无法耐受止痛药物副作用的患者。

二、禁忌证

（1）对药物过敏者不宜贴敷。

（2）严重皮肤病，如皮肤长疱、疖以及皮肤有破损或有皮疹者。

（3）严重的荨麻疹患者。

（4）疾病发作期的患者，如急性咽喉炎、发热、黄疸、咯血、慢性咳喘病的急性发作期等。

三、评估

（1）当前主要症状、临床表现、既往史及药物过敏史。

（2）患者的体质及贴药部位的皮肤情况。

（3）对疼痛的耐受程度。

（4）心理状况。

（5）目标

① 遵医嘱协助治疗，解除或缓解各种疼痛，以及肝脾肿大等临床症状。

② 通过运用中药硬膏贴敷达到活血化瘀，消肿定痛，行气消痞的目的。

四、告知

（1）局部贴药后可出现药物颜色、油渍污染衣物。

（2）贴药过程中出现痒、痛等不适症状及时去除硬膏。

（3）不同药物的气味也将产生刺激。

五、物品准备

自制黑玉镇痛膏、治疗盘、遵医嘱配制药物，贴膏药时备酒精灯、打火机、剪刀、纱布、胶带、绷带等。

六、操作方法

（1）备齐用物，携至床旁，做好解释，核对医嘱。

（2）取合理体位，暴露贴药部位，注意保暖。

（3）擦洗皮肤上的贴药痕迹，观察皮肤情况及用药效果。

（4）遵医嘱使用已经配制的药物并根据病灶范围选择大小合适的膏药，剪去膏药周边四角，将膏药背面放酒精灯上加温，使之烊化。

（5）敷药前用手背试温，以患者耐受为宜，防止烫伤。感觉不烫时，贴于治疗部位，用胶布固定。胶布过敏者可用纸胶贴固定。

七、注意事项

（1）敷药前应保持敷贴处干燥洁净，衣着宜凉爽，避免过多出汗；治疗期间如有不适需及时请教医师，外敷时感到局部灼热痛痒难忍，可以随时揭去药膏。如出现痒、热、微痛等感觉或皮肤有色素沉着，此为正常反应，不必过多担心。

（2）贴药时间一般视病情而定。

（3）膏药应逐渐加温，以烊化为度，过久烘烤易烫伤皮肤或膏药泥外溢。

（4）贴敷期间，饮食要清淡，避免烟酒，少食辛辣刺激食品、海鲜、冰冻食品、豆类及豆制品、黏滞性食物及温热易发食物（如羊肉、狗肉、鸡肉、鱼、黄鳝、螃蟹、虾等）。

（5）贴敷当天避免贪凉，不要过度吹电风扇和在过冷的空调房中停留，更要避免空调冷风直接吹到贴敷部位，否则，体内阴寒发不出去，可能影响治疗效果。

（6）注意室内通风，注意防暑。不要做剧烈运动。

（7）协助患者穿衣，整理床单位，安置舒适体位。

（8）整理所用物品，做好记录并签字。

第二十节　经穴推拿技术与应用

经穴推拿技术（图 3-4）是以按法、点法、推法、叩击法等手法作用于经络腧穴，具有减轻疼痛、调节胃肠功能、温经通络等作用的一种操作方法。

一、适应证

适用于各种急慢性疾病所致的痛症，如头痛、肩颈痛、腰腿痛、痛经，以及失眠、便秘等。

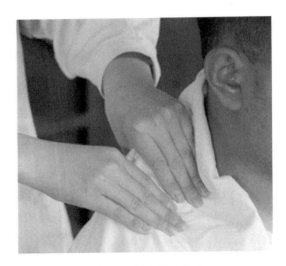

图 3-4　经穴推拿技术

二、评估

(1) 病室环境，保护患者隐私安全。

(2) 主要症状、既往史、是否妊娠或处于月经期。

(3) 推拿部位皮肤情况。

(4) 对疼痛的耐受程度。

三、告知

(1) 推拿时及推拿后局部可能出现酸痛的感觉，如有不适及时告知护士。

(2) 推拿前后局部注意保暖，可喝温开水。

四、物品准备

治疗巾，必要时备纱块、介质、屏风。

五、操作方法

(1) 核对医嘱，评估患者，做好解释，调节室温。腰腹部推拿时嘱患者排空二便。

(2) 备齐用物，携至床旁。

（3）协助患者取合理、舒适体位。

（4）遵医嘱确定腧穴部位，选用适宜的推拿手法及强度。

（5）推拿时间一般宜在饭后 1~2h 进行。每个穴位施术 1~2min，以局部穴位透热为度。

（6）操作过程中询问患者的感受。若有不适，应及时调整手法或停止操作，以防发生意外。

（7）常见疾病推拿部位和穴位如下。

① 头面部：取穴印堂、太阳、头维、攒竹、上睛明、鱼腰、丝竹空、四白等。

② 颈项部：取穴风池、风府、肩井、天柱、大椎等。

③ 胸腹部：取穴天突、膻中、中脘、下脘、气海、关元、天枢等。

④ 腰背部：取穴肺俞、肾俞、心俞、膈俞、夹脊、大肠俞、命门、腰阳关等。

⑤ 肩部及上肢部：取穴肩髃、肩贞、手三里、天宗、曲池、极泉、小海、内关、合谷等。

⑥ 臀及下肢部：取穴环跳、居髎、风市、委中、昆仑、足三里、阳陵泉、梁丘、血海、膝眼等。

（8）常用的推拿手法

① 点法：用指端或屈曲的指间关节部着力于施术部位，持续地进行点压，称为点法。此法包括有拇指端点法、屈拇指点法和屈示指点法等，临床以拇指端点法常用。

拇指端点法：手握空拳，拇指伸直并紧靠于示指中节，以拇指端着力于施术部位或穴位上。前臂与拇指主动发力，进行持续点压。亦可采用拇指按法的手法形态，用拇指端进行持续点压。

屈拇指点法：屈拇指，以拇指指间关节桡侧着力于施术部位或穴位，拇指端抵于示指中节桡侧缘以助力。前臂与拇指主动施力，进行持续点压。

屈示指点法：屈示指，其他手指相握，以示指第一指间关节突起部着力于施术部位或穴位上，拇指末节尺侧缘紧压示指指甲部以助力。前臂与示指主动施力，进行持续点压。

② 揉法：以一定力按压在施术部位，带动皮下组织做环形运动的手法。

拇指揉法：以拇指罗纹面着力按压在施术部位，带动皮下组织做环形运动的手法。以拇指罗纹面置于施术部位上，余四指置于其相对或合适的位置以助力，腕关节微屈或伸直，拇指主动做环形运动，带动皮肤和皮下组织，每分钟操作 120~

160 次。

中指揉法：以中指罗纹面着力按压在施术部位，带动皮下组织做环形运动的手法。中指指间关节伸直，掌指关节微屈，以中指罗纹面着力于施术部位上，前臂做主动运动，通过腕关节使中指罗纹面在施术部位上做轻柔灵活的小幅度的环形运动，带动皮肤和皮下组织，每分钟操作 120～160 次。为加强揉动的力量，可以示指罗纹面搭于中指远侧指间关节背侧进行操作，也可用无名指罗纹面搭于中指远侧指尖关节背侧进行操作。

掌根揉法：以手掌掌根部位着力按压在施术部位，带动皮下组织做环形运动的手法。肘关节微屈，腕关节放松并略背伸，手指自然弯曲，以掌根部附着于施术部位上，前臂做主动运动，带动腕掌做小幅度的环形运动，使掌根部在施术部位上环形运动，带动皮肤和皮下组织，每分钟操作 120～160 次。

③ 叩击法：用手特定部位，或用特制的器械，在治疗部位反复拍打叩击的一类手法，称为叩击法。各种叩击法操作时，用力应果断、快速，击打后将术手立即抬起，叩击的时间要短暂。击打时，手腕既要保持一定的姿势，又要放松，以一种有控制的弹性力进行叩击，使手法既有一定的力度，又感觉缓和舒适，切忌用暴力打击，以免造成不必要的损伤。

在临床治疗的实际运用中，上述这些基本操作方法可以单独或复合运用，也可以选用属于经穴推拿技术的其他手法，比如按法、弹拨法、拿法、掐法等，视具体情况而定。

操作结束协助患者着衣，安置舒适卧位，整理床单位。

六、注意事项

（1）肿瘤或感染患者、女性经期腰腹部慎用，妊娠期腰腹部禁用经穴推拿技术。

（2）操作前应修剪指甲，以防损伤患者皮肤。

（3）操作时用力要适度。

（4）操作过程中，注意保暖，保护患者隐私。

（5）使用叩击法时，有严重心血管疾病禁用、心脏搭桥患者慎用。

附：经穴推拿技术操作流程图

经穴推拿技术操作流程图

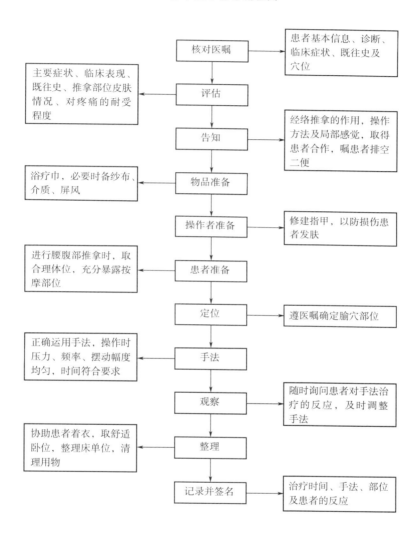

第二十一节　中医脏腑点穴特色疗法与应用

脏腑点穴法又称脏腑图点穴，源于道家，后传入民间。

一、适应证

（1）气机失调病，如气机紊乱、阻滞引起的胸闷、心慌、气短、水肿、胃胀、头身汗出等。

（2）退变劳损性疾病，如颈椎病、腰椎间盘突出症、股骨头坏死、膝关节退变以及其他软组织损伤。

（3）功能不足病，如神疲体倦、乏力气短、精神不振等。

（4）精神神经病，如神经症、抑郁状态、失眠、更年期综合征。

（5）慢性病和反复发作性疾病，如慢性心（肾）功能衰竭、代谢性疾病、胃肠道慢性病，以及肿瘤术后、放化疗后的中医调理，疗效甚为显著。

二、禁忌证

（1）急性病，包括急腹症、炎症急性期，热性病及传染病等。

（2）严重的高血压、心脏病、癌症晚期。

（3）容易引起出血之疾病，如血友病、血小板减少性紫癜、过敏性紫癜。

（4）严重的皮肤病。

三、操作方法

重视中医经络脏腑及气机学说，充分显示脏腑推按理论的整体观念和辨证诊治。

1. 重视调理任督二脉

以中医经络学说中的任督（亦可包括膀胱经）二脉作为施治重点，运用该法所治病症均全面调理任督两脉的关键腧穴，并据辨证灵活选取两脉的相应穴位以整体治疗。

任脉为阴脉之海，督脉为阳脉之纲，一任一督，一阴一阳，任督两脉理顺，全身十二经脉皆通，阴阳平衡。重点运用膀胱经的背俞穴，《素问·骨空论》记载督脉循行，其中一支为"与太阳起于目内眦，上额，交巅上，入络脑，还出别下项，循肩髆内，挟脊，抵腰中，入循膂络肾"。其实督脉与膀胱经脉在背部循行相吻合，故从广义上可把膀胱经上的腧穴归于督脉。其施治理论不以十二正经为主要理论点，而是把握任督二脉的循行及生理功能，从两脉的互动影响调整机体，平衡阴阳，这是本流派区别于其他流派的一大特点。

2. 重视腹部推按及三焦的调整

重视腹部推拿，以腹部任脉施治为主线，分别选取胃肾肝经的几个腧穴（如梁门、章门、天枢、石关等）。中焦是"沟通上下焦"，承上启下的关键。故先开中焦作为第一要则，再启下焦之户，以使"周身表里气通"，为上焦的开启造成釜底抽薪、水到渠成之势，最后开上焦，以使所顺上通，"下贯丹田，三焦气血和畅"。

脏腑点穴疗法开通三焦气机顺序与传统中医关于水谷精微在三焦运行（或运化）的顺序有所不同。如《灵枢·营卫生会》记载："中焦亦并胃中，出上焦之后，此所受气者，泌糟粕。蒸津液。化其精微，上注于肺脉，乃化而为血，以奉生身。"可见其顺序是中焦-上焦-下焦。反其道而用之，是其理论的一个突破。郗洪滨认为，在开通中下焦之后，必须"放通"两侧带脉穴。带脉穴为"活动周身气血"的主穴，而带脉"当十四椎，出属……起于季胁，回身一周"，其出属和循行部位（腰腹）同是任督二脉脉气所发之处（起于胞中），可见带脉能维系并约束诸脉，维护气机循常道不妄行，从而更好保障上焦及全身气血畅通，这是其另一独有特点。

3. 手法种类精简，重旋转补泻

九字手法，分别为补、泄、调、压、推、拨、分、扣、按。

其中按法是最基本的手法。补、泄、调三法实质上是按法加旋转补泻，如以示指或中指按某一穴位，"右旋为补法，左旋为泄法"，往返旋转为调法，即平补平泄法。压法就是"按而捺之"，推法是"按而送之"，拨法是"按而动"——类似现在的弹拨法，分法是按而"挑送"，或"左右拨弄"。由此可见，九种手法是建立在按法基础上的演变手法。压法和拨法是在用泄法时促进气机通畅的辅助手法。其补泄原则是轻补、重调、泄法据虚实以定轻重，"重补易塞，重泄易脱"，故重用调法。在旋转实泄的基础上，据病情采用轻重补泄，以使尽快达到"指下气通"，调整气血，平衡阴阳。

4. 施治操作程序严谨、系统

（1）阑门穴是施治的首要腧穴。"阑门穴位于脐上一寸五分，为大小肠交会之处，是开中气、治疗中焦疾病之要穴，每次治病必先开通此穴"。从其位置来看当属任脉，但历代文献关于任脉脐上一寸五分处无穴位记载。阑门的称谓早在《难经》中作为"七冲门"之一就有记载，如《难经·四十四难》："大小肠会为阑门。"但无具体位置的描述。若从"大小肠之会"来看，与《难经》的描述极为相似。由此推之，阑门的创立（包括命名和位置）很可能从《难经》受启发而来。但从其"脐上一寸五分"的精确定位和"开中气之关键"的举足轻重的功能来看，则是《脏》书的真正创新。阑门穴是全身气机调顺的枢纽，已成为本流派的一个标志性特点。

（2）操作程序先腹部任脉，后腰背部督脉，多同时点按两三个穴位，发挥多穴位的协同作用。首先开通腹部中焦的阑门穴，在腹部任脉的操作顺序依次是中焦-下焦-上焦，但总体来看，是从下往上施治。腰背部督脉的枢纽穴位是百劳（即大椎穴），先开通此穴，再由上向下节节放通督脉和膀胱经的腧穴。本法在任督两脉的施治基本上按照阴升阳降的次序，与《黄帝内经》中营所在任督两脉的循环基本一致。

在腹部任脉操作中，主要依次选取阑门、巨阙、建里（或点水分穴）、气海、双侧带脉、左章门、左梁门、右石关，或天突、华盖、璇玑，或上中脘；在腰背部督脉的操作中，依次为百劳、两肩井、风门、膏肓及相应的背腧穴。可见，本法在操作上述诸穴时，并非依次单穴点取，而是在点按本部主穴的基础上，再选取与之相关的穴位同时操作，如取阑门时，同时迎按巨阙；左手取右石关、左梁门，右手按气海；百劳与肾俞同取，带脉与三阴交或中与阴陵泉齐放等。多穴同时点按可加速"指下气通"，防止气机逆乱，整体调理气血运行，从而更好地发挥多穴位的协同作用。这也为当今的临床操作开拓了思路。

手法操作有粗略的量化，施治次数据病情灵活运用。脏腑点穴操作中，对于施治手法和作用的穴位均没有时间、频率、力度的记载，尤其对腹部任脉的施治，均以"指下气通"为宜。由于患者个体化差异等诸多原因，时间、频率、力度作为手法的三要素，仍然没有量化标准，这也是待解决的重大基础问题。而本法的"指下气通"就是医者的经验融手法三要素为一体的粗略量化。在没有精确标准的情况下，不失为一种较为合理的方法。对于病症的施治次数，不拘泥常规，据不同的病情、病症灵活运用。急症或元气已亏的多年宿疾，每日可施治数次；同一疾病的不同病理演变过程，其施治次数不一。如气结胸、气滞便秘先腹部任脉施治两次，然后进食"以续胃气"，再治督脉1次；脾痨每日2次，血崩每日4次；而半身不遂据不同患者及病情每日施治1～4次不等。

四、注意事项

（1）在操作时，用力的轻重非常重要，一般来说，用力均须徐徐由轻到重，重中有轻，切忌粗暴、强揉硬推，以免伤害皮肤及组织器官，在手法的运用上，一般先用揉法，患者适应后，再使用旋转推按或其他手法，手法要均匀有力，持久柔和，以达到渗透的目的，最后再以轻手法予以缓解。

（2）治疗的顺序一般按照先调整脊柱，然后再点通督、任二脉，最后再做四肢分筋或点通三阴三阳经，对老年或不能俯卧的患者，可直接从点通任脉入手。

（3）长期不思饮食或虚弱的患者，经点穴治疗后，往往觉得身体支撑不住，像散了架似的，这是胃气不足的表现，可立即令其进食，以续胃气。一般患者点完以后，最好让其睡一觉，以恢复气血的运行。

（4）医师治疗结束后，其他人不要模仿医师给患者点穴，因为人之疾病均为气血错乱所改，本法就是通过调点穴位使气血归经，他人再施以点按之法，容易再使气血错乱，这一点须特别注意。

（5）对一些危及生命的重症，须配合药物治疗，一些病程较长的重症患者，皆因药物无效才来救治，在临床中发现一些吃药不见效的慢性患者，并非全部是因为药不对症，主要因为病久造成的脾胃功能虚弱，无力运化，不能载药到病症处，用本点穴法，增强脾胃运化，旺盛胃气，直达病处，助药力抗邪。

（6）在治疗一些不是很严重的内出血疾病时，手法易轻柔，切忌使用重手法，同时手法的幅度不可过大。

（7）在患者过饥、过饱、酒醉或高度疲劳的情况下，均不易使用此法。

第二十二节　小儿常规推拿技术与应用

小儿常规推拿技术是以推法、揉法、按法、运法、捏法等手法作用于经络腧穴，具有减轻症状、调节胃肠功能、温经通络、提高免疫力等作用的一种操作方法。

一、适应证

适用于各种急慢性疾病，如发热、咳嗽、腹泻、便秘等。

二、禁忌证

出血性疾病、烧烫伤、皮肤破损的局部、各种皮肤病患处、极度虚弱的危重病患儿等。

三、评估

（1）病室环境，保护患儿隐私安全。

（2）主要症状、既往史。

（3）推拿部位皮肤情况。

（4）对疼痛的耐受程度。

四、告知

（1）推拿时及推拿后局部可能出现酸痛的感觉，如有不适及时告知护士。

（2）推拿前后局部注意保暖，可喝温开水。

五、物品准备

治疗巾，必要时备纱块、介质（如滑石粉、爽身粉、麻油、姜水、鸡蛋清等）、屏风。

六、操作方法

（1）核对医嘱，评估患儿，做好解释，调节室温。腰腹部推拿时嘱患儿排空二便。

（2）备齐用物，携至床旁。

（3）协助患儿取合理、舒适体位。

（4）遵医嘱确定腧穴部位，选用适宜的推拿手法及强度。

（5）推拿时间一般宜在饭后 1～2h 进行。每个穴位施术 1～2min，以局部穴位透热为度。

（6）操作过程中询问患儿的感受。若有不适，应及时调整手法或停止操作，以防发生意外。

（7）常见疾病推拿部位和穴位

① 头面部：取穴印堂、太阳、头维、攒竹、睛明、鱼腰、丝竹空、四白等。

② 颈项部：取穴风池、风府、肩井、天柱、大椎等。

③ 胸腹部：取穴天突、膻中、中脘、下脘、气海、关元、天枢等。

④ 腰背部：取穴肺俞、肾俞、心俞、膈俞、夹脊、大肠俞、命门等。

⑤ 肩部及上肢部：取穴肩髃、肩贞、手三里、天宗、曲池、极泉、小海、内关、合谷等。

⑥ 臀及下肢部：取穴环跳、居髎、风市、委中、昆仑、足三里、阳陵泉等。

七、注意事项

（1）操作前应修剪指甲、保持两手清洁，以防损伤患儿皮肤。

（2）操作时用力要适度。

（3）操作过程中，注意保暖，保护患儿隐私。

（4）每推拿完一个患儿后要清洗双手，保持清洁，避免交叉感染。

附：小儿推拿技术操作流程图

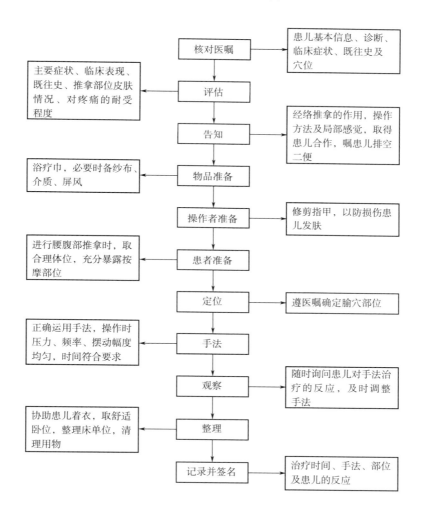

小儿推拿技术操作流程图

第二十三节 小儿脏腑点穴推拿与应用

一、适应证

小儿脏腑点穴推拿主要适用于腹痛、腹胀、便秘、反复呼吸道感染等疾病的治疗。对于一些肢体的发冷、麻木、疼痛也有一定的治疗作用。

二、禁忌证

（1）各种传染性疾病。
（2）腹部皮肤有烧伤、烫伤，或者皮肤破损的皮肤病。
（3）各种急腹症。
（4）过饱、过饥、过度劳累的患儿。
（5）诊断尚不明确的患儿，急性软组织损伤、局部肿胀明显的患儿。

三、物品准备

推拿床、推拿凳、一次性使用床单。

四、操作方法

先施治腹部及任脉各穴。令患儿仰卧，两手平伸放于体侧。医师坐在患儿的右侧进行操作。腹部及任脉各穴治疗完毕，扶患儿坐起，医师立其背后，用双手施治背部及督脉各穴。

第1式：医者用左手拇指按住巨阙部位，用右手中指按住阑门，旋转推按，约2min或以气通为度。

第2式：医者左手拇指仍按住巨阙不动，用右手中指按住建里穴，旋转推按约2min或以建里穴气通为止。

第3式：医者用左手拇指按住右石关部位，示指或中指按住左梁门部位，右手中指按住气海穴，旋转推按约1min或感觉指下气通即止。此穴易通，不宜久治，以防气脱。

第4式：两手放带脉。医者用左手示指、中指和右手拇指同时按住阑门与水分之间的部位；左手拇指、右手示指和中指扣住腹部两侧带脉，往里拢拨，同时右手示指和中指，微微向里斜托，轻轻抖动，但扣住的带脉部位不能移动，以阑门感觉跳动为止，约1min。然后慢慢放开。

第5式：医者用左手拇指按住巨阙部位不动，右手拇指按住阑门穴，中指按住左章门部位，旋转推按以气通为度，1～2min。推按毕用右手示指和中指，由章门穴往下偏右斜推至少腹，最多不超过3次。

第6式：医者左手不动，用右手中指按住左梁门穴，拇指按住右石关穴，旋转推按1～2min，或以气通为度。推按毕，拇指和中指仍按以上2穴，进行拧拨1～

3次。

第7式：医者左手无名指扣天突穴，中指按璇玑穴，示指按华盖穴；右手中指按住巨阙部位，旋转推按约2min或气通即止。

第8式：医者用左手中指和示指按住巨阙部位，用右手示指按上脘穴，中指按中脘穴，无名指按建里穴，同时旋转推按，感到中脘、建里部位气通即止，1～2min。

第9式：按照第1式，推按阑门穴1次。

第10式：按照第3式，推按气海穴1次。

第11式：并压三把。在第10式做完后，右手中指仍按气海，无名指和小指蜷起，靠住患儿少腹，自右少腹右侧，缓缓压推至正面；中指和示指蜷起，翻压少腹，自左少腹左侧缓缓压推至正面；用手背缓缓向下压推至关元部位。做1次即可。

第12式：引气归原。医者左手捏住建里部位，右手捏住气海部位，同时提起，往上提三提，轻轻放开。

第13式：彧中与阴陵泉齐放。医者用左手拇指和中指扣住两彧中。先用右手示指和中指，由巨阙部位向下直推至阑门，连续3次；再用右手拇指将左阴陵泉部位的筋按住拨开；然后用右手中指将右陵泉部位的筋按住拨开。

第14式：扶患儿坐起或令其俯卧。医者用两手示指、中指扣住患儿的两肩井穴；右手拇指缓推风府、哑门3～5次。

第15式：医者两手示指、中指仍扣两肩井穴；用右手拇指按住百劳穴，左拇指加按于右拇指上，两示指、中指往里扣，拇指往下按，至患者有感觉时为止，约1min。

第16式：医者两手示指、中指不动；两拇指扣住两膏肓穴的大筋按压约1min。

第17式：医者左手拇指、中指扣住两膏肓穴的大筋（如钳形）按住不动，右手拇指、中指（如钳形）扣住两风门的大筋，顺其筋脉向下缓缓往里拨弄至两膏肓穴，扣住不动；随即用左手拇指和中指扣住两脾俞穴的大筋，按压脾俞约1min，右手仍扣住膏穴的大筋，顺其筋脉，向下缓缓推至两脾俞穴为止。

第18式：医者用右手中指按百劳穴；左手拇指，示指或中指扣住两肾俞穴大筋，往里合按，继揉之约1min。

第19式：医者两手拇指扣住两肩头，两手示指和中指扣住两腋窝前面的筋，分拨数次。再用两手示指和中指按住两肩头，两手拇指从背后插向腋下，用拇指提拨腋下后面的筋3～5次，随即顺其筋，缓缓向下拨送至两肘。

第20式：医者用两手示指和中指插向两肋，扣住不动；两拇指扣住两膏肓穴，用拇指端扣拨两膏肓的大筋，往里合按约半分钟。然后两手拇指，顺其筋脉沿脊之两侧，缓缓左右往下分推至两肾俞为止。

第21式：医者两手握拳，按挤脊背两大筋，自风门穴起，顺其筋脉徐徐向下按至两肾俞穴。做1遍。

第22式：医者右手示指和中指扣住右肩井，用左手掌按住百劳向下推送至尾闾部位，3～5次为止。

五、注意事项

（1）医者应态度和蔼耐心，消除患儿紧张情绪。患儿恐惧哭闹时，应耐心说服令其安静，不可强制施术。

（2）患儿仰卧后，解开腰带，暴露腹部，安静放松，自然呼吸，不要讲话。寒冷季节注意保暖，医者双手不可过凉，以免刺激患儿，影响治疗。空腹和饱餐后，不宜施术。剧烈活动如跑跳等，休息片刻，呼吸平稳后再做。

（3）治疗后忌生冷油腻之食，汗出应避风。

第二十四节　于氏"四明穴"为主小儿推拿防控近视手法

一、适应证

青少年近视、斜视、弱势、散光等眼科疾患。

二、禁忌证

（1）治疗局部皮肤破损、水肿、出血的患者。

（2）严重的青光眼等急性眼病患者

（3）各种传染性眼病。

（4）过饱、过饥、过度劳累的患者。

（5）诊断尚不明确的患者。

三、物品准备

推拿床、推拿凳、一次性使用床单、按摩乳。

四、操作方法

1. 头面部推拿

（1）患者闭目仰卧，抹前额、分抹前额共 2min，开天门、推坎宫、运太阳、揉耳后高骨（四大手法）各 24 次。

（2）拇指按揉印堂 24 次；点按睛明、上睛明、攒竹、鱼腰、丝竹空、阳白、球后、承泣、四白、颧髎穴各 24 次。

（3）刮上下眼眶各 36 次，捏双眉弓（自眉头捏至眉尾）各 5 次；以双手拇指轻揉推按眼球部 5 次（远视患儿不能用此手法）；以一指禅偏锋沿 "∞" 方向推眼眶周围 2min。

（4）以推宝瓶手法以双手拇指沿鼻两侧经双侧颧骨下缘绕至耳前，经角孙穴推至耳后高骨处，时间 1min。

（5）熨目（温经手法）：双手掌快速摩擦感到发热发烫，将双手掌心内劳宫轻覆于双眼上，待热感不明显时，再重复上述操作，如此反复 5 次。

（6）以双手拇指揉耳郭并点按耳穴：神门、内分泌、皮质下、眼、目 1、目 2穴共 1min。

（7）点按耳前三穴：耳门、听宫、听会穴共 1min。

（8）点按头维、曲差、百会、四神聪穴共 1min。

（9）以双手拇指按揉（或一指禅推法）头前顶部及两侧颞部 3min。

2. 胸腹、四肢部操作

（1）患者取仰卧位。分推胸八道 1min，以拇指按揉双侧期门 2min。

（2）摩腹（顺时针）1min，频率 60 周/min。再以拇指按揉中脘、天枢（双侧）、气海、关元穴共 1min。

（3）拿揉上、下肢各 1min；以拇指按揉双侧曲池、合谷、五指节、足三里、光明、太溪穴共 2min，以酸胀得气为度。

3. 背腰部操作

患者取俯卧位，术者以擦法施术于背部两侧膀胱经，往返 10 次，约 2min；用拇指按揉双侧肝俞 2min；脾俞、胃俞、肾俞穴共 1min，以酸胀得气为度；捏脊5～7 次，在肝俞、脾俞、胃俞、肾俞穴重提；直擦背部督脉 1min，以透热为度。

4. 头颈部操作

患者坐位，按揉风池、翳明、大椎穴共 1min；以五指拿法拿五经 5 次；扫散法扫散双侧颞部 1min，拿揉颈项部 1min，双手拿肩井 5 次，结束手法。

五、注意事项

（1）医师应态度和蔼。

（2）医师指甲应修剪整齐，手的温度宜温暖舒适。

（3）头面部建议用孩子常用的护肤品做介质，慎用其他介质防止过敏，不能用滑石粉等粉剂进行操作。

第二十五节　中药外治技术在肛肠科的应用

一、中药敷药法（肛肠）

敷药法是指将新鲜中草药切碎、捣烂，或将中药末加辅形剂调匀成糊状，敷于患处或穴位的方法。敷药法具有舒筋活络、去腐生肌、消肿止痛、清热解毒、拔毒等功效。常用的药物有生肌玉红膏、九华膏、肛泰软膏、马应龙痔疮膏等。

（一）适应证

各种疾病及肛肠疾病术后。

（二）禁忌证

中药过敏及局部伴发严重感染者。

（三）操作方法

1. 操作前准备

评估患者情况是否适宜本疗法，有无禁忌证。备治疗盘、皮肤消毒液、纱布、胶布、弯盘及药膏或药纱。核对患者姓名、诊断，介绍并解释，争取患者理解与配合。戴口罩、洗手、戴手套。

2. 操作流程

患者采取侧卧位，暴露肛周。消毒肛周皮肤及肛管，病变位于肛周者，将药膏均匀涂于病变部位，病变位于肛内者，嘱患者深呼吸，放松肛门，将药膏挤入肛管，纱布包扎。

（四）注意事项

无特殊注意事项。

二、中药塞药法（肛肠）

中药塞药法可以称得上是肛肠科治疗的一个特色。用时把中药药物制成栓剂，塞入肛内，药栓溶化后，药物就可以作用于局部病灶起到治疗的作用，此种方法比口服药物疗效更好。由于直肠局部给药，发挥作用快，同时药物经直肠吸收后，可直接进入循环而不经过肝脏解毒，这样一来，既可以减少了肝脏对药物的破坏，又避免了药物对肝脏的刺激，可谓一举两得。常用的药物有肛泰栓、马应龙痔疮栓等。

（一）适应证

各种肛肠疾病及肛肠疾病术后。

（二）禁忌证

中药过敏者。

（三）操作方法

1. 操作前准备

评估患者情况是否适宜本疗法，有无禁忌证。备治疗盘、皮肤消毒液、纱布、胶布、弯盘及药栓。核对患者姓名、诊断，介绍并解释，争取患者理解与配合。戴口罩、洗手、戴手套。

2. 操作流程

患者采取侧卧位，暴露肛周。消毒肛周皮肤及肛管，嘱患者深呼吸，放松肛门，将药栓顺势塞入肛管，纱布包扎。

（四）注意事项

无特殊注意事项。

三、中药熏洗坐浴（肛肠）

中药熏洗坐浴是具有中医特色的传统的肛肠病治疗方式，属于外治法范畴。通过应用不同中药组方配伍，可以起到活血消肿、行气止痛、清热解毒、收敛生肌、消痈散结、祛风止痒等作用。用于肛肠病保守治疗，可明显提高疗效，降低手术概率，用于术后则有止痛、预防感染、清洁创面、消肿、止血、收敛伤口、促进愈合等作用。泰安市中医医院根据多年临床实践，针对不同证型，研发出肛肠1号、2号、3号系列方剂，具有经济、简便、疗效好等优点，获得患者一致好评。

（一）主要适应证

痔疮、肛裂、肛瘘、肛周皮肤病及肛肠术后切口疼痛、水肿、不愈合等。

（二）禁忌证

中药过敏或局部伴发严重感染者。

（三）操作方法

1. 操作前准备

评估患者情况是否适宜本疗法，有无禁忌证。备外用中药、坐浴盆等，也可应用中药坐浴熏洗仪。核对患者姓名、诊断，介绍并解释，争取患者理解与配合。

2. 操作流程

将中药煎煮好后倒入坐浴盆，加热水至适当高度，嘱患者坐于盆上熏蒸，至水温不烫后坐于药液中10~20min。

（四）注意事项

注意水温，避免烫伤。

四、痔套扎术

三角形套扎加注射治疗环状混合痔是将痔区套扎法及痔上套扎法相结合，痔上套扎主要起到悬吊作用，痔区套扎对病变组织进行治疗。套扎采用分层、分吸力的方法，痔上套扎采用大吸力、少点位套扎，而痔区套扎采用小吸力、多点位套扎，达到了提高治疗效果，减少并发症的作用。这种方法扩大了套扎法的适用范围，具有传统手术同样的疗效，且手术时间、出血量、疼痛指数、水肿发生率、治愈时间等相关指标均明显优于传统手术疗法。

（一）适应证

内痔及内痔为主的混合痔。

（二）禁忌证

患有系统性重大疾病或凝血及肝肾功能障碍。

（三）操作方法

1. 操作前准备

评估患者情况是否适宜本疗法，有无禁忌证。备肛肠手术包、消毒棉球、套扎器、负压吸引器、5mL空针、消痔灵注射液及注射针头等。核对患者姓名、诊断，介绍并解释，争取患者理解与配合。戴口罩、洗手、穿手术衣。

2. 操作流程

患者局部麻醉后，采取侧卧位，将痔套扎器与负压吸引器相连，探查插入肛窥镜，显露齿状线及突出痔区。将套扎器枪头对准突出痔块上方，距离齿状线2～3cm，关闭负压释放开关，观察负压吸引器，并对突出痔块基底进行套扎，打开负压释放开关消除负压，释放被套扎痔块。

（四）注意事项

术前完善相关检查，术中注意监测患者生命体征。

五、中药换药治疗肛裂

本疗法是在传统疗法基础上发展创新而来，所用药物以传统药物生肌玉红膏为基础改良而来，应用简便，不仅减轻了患者痛苦，缩短了病程，还减轻了患者经济负担。

（一）适应证

肛裂、陈旧性肛裂。

（二）禁忌证

中药过敏或局部伴发严重感染者。

（三）操作方法

1. 操作前准备

评估患者情况是否适宜本疗法，有无禁忌证。备治疗盘、弯钳、皮肤消毒液、棉球、胶布、弯盘及自制祛腐橡皮膏纱条。核对患者姓名、诊断，介绍并解释，争取患者理解与配合。戴口罩、洗手、戴手套。

2. 操作流程

患者采取侧卧位，暴露肛周。消毒肛周皮肤及肛管，观察裂口，嘱患者深呼吸，放松肛门，将橡皮膏纱条用弯钳沿裂口方向塞入肛管，使之均匀地平铺于裂口上。

（四）注意事项

无特殊注意事项。

六、内痔枯痔注射术（消痔灵注射）

消痔灵注射液系由五倍子、明矾等的有效成分配制而成的注射剂。本制剂是一种硬化剂，具有收敛、抑菌等作用，能使小动脉内血栓形成加快，且毒性较小。注射后可使内痔萎缩消失，达到治愈。适用于各期内痔，尤其是晚期内痔及由晚期内痔发展而成的静脉曲张性混合痔。具有费用低、痛苦小、疗效确切等优点。

（一）适应证

内痔。

（二）禁忌证

中药过敏或局部伴发严重感染或有重大系统性疾病者。

（三）操作方法

1. 操作前准备

评估患者情况是否适宜本疗法，有无禁忌证。备肛肠手术包、消毒棉球、窥肛镜、5mL 空针、消痔灵注射液及注射针头等。核对患者姓名、诊断，介绍并解释，争取患者理解与配合。戴口罩、洗手、穿手术衣。

2. 操作流程

采用侧卧位或截石位，常规消毒铺巾，局部麻醉成功后，消毒肛管及直肠下段，进肛窥镜，选择注射部位，按四步注射法进行。第一步注射到内痔上方黏膜下层动脉区；第二步注射到内痔黏膜下层；第三步注射到黏膜固有层；第四步注射到齿线上方痔底部黏膜下层。第一步和第四步用1％普鲁卡因注射液稀释本品原液，使成1：1。第二步和第三步用1％普鲁卡因注射液稀释本品原液，使成2：1。根据痔的大小，每个内痔注入6～13mL，总量20～40mL。注射完毕后肛内置引流条，纱布包扎。

（四）注意事项

术中注意注射深度，避免穿孔。

第二十六节　定点旋转复位技术与应用

通过脊椎定点旋转复位手法的治疗，可促使患椎椎间隙、纤维环及椎间带发生旋转、牵拉，从而对突出的髓核产生周边压力，使突出物易于回纳；通过拨正偏歪棘突，椎体关节得以恢复正常（或代偿性）的解剖位置，使之与周围肌肉群相适应（即古医籍所称"骨合缝""筋入槽"），解除关节囊、黄带对神经根的压迫，改善椎动脉血流。

一、适应证

在应用本疗法时，术者应先用手指触按患者脊椎，检查各相关椎体棘突位置是否正常，患椎棘旁有无压痛，其椎旁筋肉是否变厚、挛缩、剥离等，然后采用相应的整复手法进行治疗。主要有以下适应证。

（1）腰椎间盘突出症、急性腰扭伤、腰椎滑脱症、腰椎管狭窄症。

（2）颈椎病引起的头痛、头晕、高血压、心律失常、肩颈疼痛、手臂麻痛等。

（3）脑供血不足、脑血管痉挛、脑外伤后遗症等疑难杂症。

二、禁忌证

（1）兼有急性病，包括急腹症、炎症急性期，热性病及传染病等。

（2）兼有严重的高血压、心脏病、癌症晚期。

（3）兼有容易引起出血之疾病，如血友病、血小板减少性紫癜、过敏性紫癜。

（4）严重的皮肤病，复位部位有皮肤病变或有内脏损伤者禁止施术。

（5）大饥大饱及醉酒后，禁止施术。

（6）孕妇的小腹部、腰骶部禁止施术。

（7）兼有精神疾患，且在发作期，禁止施术。

（8）有一些心肺疾病或者严重骨质疏松的患者，或者是压缩性骨折患者，在接诊的时候，操作过程中应该特别注意防止力量过大、用力不当造成的医源性损害，谨慎施术。

三、操作方法

（一）诊断

（1）术者手指（或只以一手拇指亦可）呈"八"字形分布，沿患者脊柱纵轴由上至下，左右分拨按摩，以了解椎旁筋肉（棘上韧带）有无变厚、挛缩、钝厚及条索样剥离等病变情况。

（2）用拇指触按患者脊椎棘突，观察其是否偏歪。在正常情况下，棘突侧缘连线应与脊柱中心线平行，各脊椎棘突上下角的连线和各棘突上下角尖的连线应与脊柱中心线重叠。棘突偏歪时，患椎棘突上下角连线偏离脊柱中心线，患椎棘突上下角尖与其上下棘突的角尖连线同中心线呈相交斜线，棘突侧缘向外成角；患椎棘旁有明显的压痛。在触按过程中，可一手触按脊椎，另一手扶持其躯体，使患者身体前屈后仰，左右旋转，以反复比较。

（二）复位手法

术者以左（右）手拇指顶住患椎偏歪的棘突，用力向对侧推按，以拨正偏歪棘突；右（左）手扶持患者躯体，使脊柱逐渐屈曲，并在向棘突偏歪一侧侧弯的情况下作顺时针或逆时针方向旋转。两手协同动作，推按一手先按定顶住患椎棘突，在旋转的最后几度用力推按，偏歪棘突复位时指可下扣及弹跳感。此外，在施行复位手法前后，还应根据患椎筋肉伤损及病变情况，分别采用分筋疏理、拿点摩揉等手法以舒筋活血。

（三）操作规范

（1）施术前要摸清棘突偏歪的方向和移位程度，这是脊柱（定点）旋转复位法成功的先决条件。

（2）施术过程要掌握九个要领

① 脊柱失稳状态。

② 两个杠杆，一个支点，即前屈侧弯旋转脊柱时患椎棘突顶贴复位拇指的角度恰好。

③ 复位拇指放置位置可根据脊柱前屈、侧弯、旋转角度而酌定，可放于棘突上、棘突旁、关节突关节上（主要用于颈椎）。

④ 复位拇指拨正方向为外方、外上方。

⑤ 复位时患者主动前屈、侧弯，向内后方旋转时为患者把持颈部之上肢的主动力量。

⑥ 脊柱旋转复位姿势准备好后以复位手法稳准轻巧，复位时施两个手的合力。

⑦ 脊柱旋转复位向一侧旋转角度过大时，停止手法转向另侧可以推顶同一棘突的上角或下角；两个椎体变位者可顶推另一椎体；单椎体变位者可以试顶上（或下）位椎体，但不用力，让变位椎体自行归位。

⑧ 复位时患者腰肌要放松，部分患者腰肌紧张无法放松时，可在复位前行按摩或中药熏蒸，以使腰肌松弛，防止腰肌在旋转过程中造成新的损伤。

⑨ 复位过程中要确定所需拨正的棘突在瞬间的复位，并要听到"咔哒"响声。

我们在临床中发现复位时的声响清脆且单一者，往往治疗效果明显，复位时出现多次声响且声响"沉闷"者效果较差，复位时不出现"咔哒"声响者几乎无效果。

四、注意事项

（1）个别患者或可造成医源性脊椎伤损而导致高位截瘫，甚至会出现心跳呼吸骤停等严重后果。

（2）治疗时一次整复不能拨正偏歪棘突，不宜连续施治，可以配合分筋梳理、拿点摩揉等推拿手法解除痉挛，然后再施以整复手法。某些患者要间隔数日施治1次，连续四、五次治疗才能拨正偏歪棘突，切忌急于求成。

（3）应用本疗法，病椎定位准确是获效的前提，熟练的整复手法则是提高疗效的关键。检查病椎定位不准或疏漏，偏歪棘突方向判断错误，均可使疗效不显，甚至加重病情。整复手法必须准确，用力柔和，切忌粗暴。

（4）颈椎复位是有一定的风险的，尤其是对于颈椎稳定性比较差，同时伴有神经根、脊髓以及血管受到压迫的情况下进行复位，有可能会导致神经的损害，有的患者会出现不同程度的瘫痪。大部分情况下，颈椎复位仅仅是指对于紊乱的小关节进行复位，这种情况下一般没有什么太大的风险。

（5）颈椎术后窒息应急预案

① 患者一旦发生窒息，立即报告医师，同时，应立即将患者置侧卧位，松解衣领及腰带，清理口中污物、义齿及呕吐物。

② 用吸痰器吸出呼吸道内的痰及呕吐物。

③ 面罩加压吸氧，心电监护；备好抢救药品，配合医师紧急救治。

④ 安抚患者家属情绪。

⑤ 必要时进行气管插管或气管切开，呼吸机辅助呼吸。

⑥ 严密观察病情变化，做好护理记录。

第二十七节　腰椎牵引技术与应用

一、适应证

腰椎间盘突出症，尤其造成脊神经损害者；腰椎退行性疾患；腰椎小关节功能障碍、腰椎肌肉疼痛导致的痉挛或紧张等。

二、禁忌证

下胸腰段脊髓受压、马尾神经综合征、腰椎感染、恶性肿瘤、风湿性关节炎、急性拉扭伤、腹疝、裂孔疝、动脉瘤、严重痔疮、严重骨质疏松、急性消化性溃疡或胃食管反流、心血管疾病（尤其是未控制的高血压）、严重的呼吸系统疾病、心肺功能障碍、孕妇。

三、操作方法

（1）牵引体位：仰卧位和俯卧位等体位。

（2）腰椎角度：通常以髋/膝的位置改变腰椎角度来调节。

（3）应用模式：根据需要选择持续牵引或间歇牵引。

（4）牵引力量：患者可以接受的范围。常用的牵引力量范围为 20～60kg。

（5）治疗时间：大多为 10～30min。

（6）频度和疗程：频度为日 1 次或一周 3～5 次，10 天一疗程。

（7）辅助理疗：牵引治疗前可用红外线或超短波等放松局部肌肉。

四、注意事项

1. 患者须知

（1）尽量使自己放松。

（2）症状加重或有不良反应时及时告诉治疗师。

2. 工作人员须知

（1）为减少摩擦力可选择滑动的分离式牵引床，骨盆置于滑动部分；治疗前后，锁定分离床，治疗时再开启。

（2）可采用脚凳、枕头等调整患者腰椎角度。

第二十八节　乳房按摩

穴位按摩是在中医基本理论指导下，运用手法作用于人体穴位，通过局部刺激，疏通经络，调动机体抗病能力，从而达到防病治病、保健强身目的的一种技术操作。具有疏通经络、行气活血、调整脏腑、理筋散结的作用。乳房按摩即为穴位按摩的一种，主要用途为通乳下奶。

一、适应证

主要用于产后乳房穴位按摩，通乳下奶。

二、禁忌证

各种出血性疾病，妇女月经期，孕妇腰腹、皮肤破损及瘢痕等部位禁止按摩。

三、物品准备

润滑液（护肤甘油）、纱布等。

四、操作方法

（1）协助产妇取舒适的体位，一般取坐位，体虚者取仰卧位。

（2）先轻轻按压乳晕一周，重复数次；用右手示指、拇指轻轻捻揪乳头数次。

乳头平坦者，将两拇指平行放在乳头两侧，慢慢地由乳头向两侧外方拉开，重复数次，以帮助锻炼伸展乳头。此法可将乳腺管末端开口处打开，扩张乳头部输乳管，待乳头和乳晕处变得松软，以利乳汁排出。

（3）轻轻按揉膻中穴（两乳头连线的中点）1～2min。具有行气活血，宽中理气的作用。

（4）拿捏乳中穴1～2min。具有疏通乳络的作用。

（5）按揉乳根穴（第5肋间前正中线旁开4寸）。具有调理气血的作用。

（6）用手指指腹从乳根部顺着乳腺管向乳头方向有节奏的按摩挤压，有乳块的位置用手掌的小鱼际按揉3～5min，力度由轻到重，使乳汁流出，反复3～5次。用一手托住乳房，另一手用梳子状沿乳络方向疏通乳络。可使淤积的乳汁排出。

（7）环摩乳房1～2min，改善局部血液循环。

（8）按摩少泽穴（小指末节尺侧，距指甲角0.1寸）1～2min。

五、注意事项

操作前应修剪指甲，以防损伤患者皮肤。操作时用力要均匀、柔和、持久，禁用暴力。

附：乳房按摩操作规范及评分标准

乳房按摩操作规范及评分标准

项目	分值	技术操作要求	评分	备注
仪表	2	仪表端庄，服装整洁，举止符合职业要求	2	
评估	8	当前主要症状，生命体征	2	
		乳房部位的皮肤情况	2	
		患者的心理状况：情绪反映、心理需求	2	
		合作程度：对此项操作的认识与接受程度	2	
操作前	8	核对患者姓名，告知目的，做好解释工作以取得合作	2	促进子宫收缩，减少产后出血；去除堵塞，预防乳腺炎的发生
		环境：安静、整洁、温度适宜、私密性好	2	
		护士：洗手，戴口罩	2	
		用物：治疗盘、弯盘、甘油、纱布	2	

项目	分值	技术操作要求	评分	备注
操作中	65	携用物至床旁再次核对	2	将乳腺管末端开口处打开，扩张乳头部输乳管，待乳头和乳晕处变得松软，以利乳汁排出
		协助患者取舒适的体位，一般取坐位，体虚者取仰卧位	3	
		先轻轻按压乳晕一周，重复数次；用右手示指、拇指轻轻捻揪乳头数次；乳头平坦者，将两拇指平行放在乳头两侧，慢慢地由乳头向两侧外方拉开，重复数次，以帮助锻炼伸展乳头	10	
		轻轻按揉膻中穴（两乳头连线的中点）1～2min	8	行气活血，宽中理气的作用
		拿捏乳中穴 1～2min	8	疏通乳络
		按揉乳根穴（第5肋间前正中线旁开4寸）	8	调理气血
		用手指指腹从乳根部顺着乳腺管向乳头方向有节奏的按摩挤压，有乳块的位置用手掌的小鱼际按揉 3～5min，力度由轻到重，使乳汁流出，反复 3～5 次。用一手托住乳房，另一手用梳子状沿乳络方向疏通乳络	10	可使淤积的乳汁排出
		环摩乳房 1～2min	8	改善局部血液循环
		按摩少泽穴 1～2min	8	小指末节尺侧，距指甲角 0.1 寸
操作后	10	再次核对	2	
		帮助取舒适体位	2	
		清理用物，作相应的处理	2	
		洗手	2	
		记录时间签全名	2	
评价	7	按摩手法正确、操作熟练、动作轻巧、沟通有效，患者感到满意	7	

第二十九节　穴位电刺激在分娩镇痛中的应用

基于传统医学针刺镇痛理论，采用低频电刺激相应穴位在分娩过程中起到镇痛、缩短产程、降低剖宫产率作用。低频电刺激双侧内关、合谷、八髎穴，能有效促使人体自身分泌镇痛物质阿片肽，阻断来自子宫底、子宫体的中枢神经疼痛信息传导通路，能迅速使产妇剧烈疼痛降至可忍受的轻微疼痛，起效快，可持续镇痛，满足产程需要。

设备操作简单，孕妇可根据临床需要随时调整治疗参数加强镇痛效果，延长镇痛时间，切实有效提高服务水平及质量。

一、适应证

进入产程，适合经阴试产的孕妇。

二、禁忌证

经评估不具备阴道分娩条件的孕妇。

三、物品准备

穴位阵痛仪、穴位敷贴。

四、操作方法

参见附：穴位电刺激在分娩镇痛的操作流程。

五、注意事项

根据孕妇疼痛程度随时调节电刺激强度。

附：穴位电刺激在分娩镇痛的操作流程

穴位电刺激在分娩镇痛的操作流程图

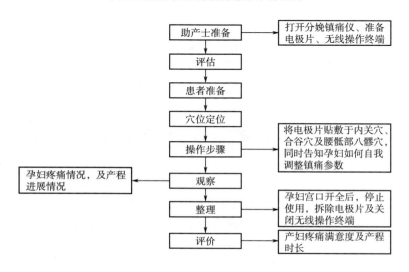

第三十节 "五音调神"法与应用

五行音乐，即角、徵、宫、商、羽，对应五行（木、火、土、金、水），并与人的五脏、五志相应，通过不同调式的乐曲，调节机体气机动态平衡，调理气血，从整体上改善患者身心，减轻情绪状态，提高生活质量。本疗法选用督脉头部穴位（百会、印堂、神庭）进行长时间留针刺激，利用穴位长久得气从而激发诸穴调补虚实的功能；可直接促进机体精气输布、调畅气机、振奋阳气、安和五脏、调和气血阴阳，进而改善患者身心障碍；同时，穴位周围有丰富的血管、神经，针刺可促进脑内血液循环，起到激发脑神经活动、改善大脑功能、提高神经功能缺损患者日常生活能力的作用。

目前，该疗法已经广泛应用于临床，对情绪障碍、心理障碍、睡眠障碍等疾病效果显著，患者的接受度和依从性较高，并取得较好的长期疗效。

一、适应证

适用于经常熬夜、疲劳过度、脑部供血不足、头痛、头晕、失眠多梦、神经衰弱、记忆力下降、手部麻痹、视力下降、轻度焦虑症、抑郁症等情绪障碍、帕金森病、脑萎缩、阿尔茨海默病、面部色斑等。

二、禁忌证

患有严重的焦虑症、躁狂症者，头、面局部皮肤有较大创面或溃疡者，易过敏体质者，严重的强直性脊柱炎、腰椎间盘突出症等骨关节疾病致无法平卧者、严重的心肺功能不全致无法平卧者。

三、物品准备

播放音乐的小音箱、润滑油、治疗床。

四、操作方法

（1）首先，先通过辨证选取五行音乐。

（2）起势，定中线、开天门，操作者于头部用双手拇指点按印堂，再由双拇指交替由印堂推至神庭。

（3）压三经法：术者以大拇指指腹着力从印堂开始沿督脉经线上压至头顶百会穴，然后再从阳白穴开始沿膀胱经压至络却穴。

（4）分阴阳、揉太阳，双手拇指指腹分推攒竹沿前额、眉弓至太阳穴。

（5）双手五指拿揉法：双手五指指端着力，双手五指灵活屈伸用力，按揉到整个头部。

（6）双手交替梳理由前额到后枕太阳经所经部位。

（7）按揉耳垂及耳郭。

（8）用按法按摩双侧风池穴、肩井穴。

（9）按揉颈部经络：双手拇指点按耳后并顺势向下弹拨颈部。

五、注意事项

（1）排除各种干扰，使身心沉浸在乐曲的意境之中。

（2）某些乐曲兼具两种以上的意义和作用，必须灵活选用，以避免有悖病情的内容。

（3）必须控制音量，一般在 40～60dB 即可，用于安神的可更低些。

（4）选择乐曲或者表演方式应该根据患者病情及患者的民族、区域、文化、兴趣、爱好、性格特点而定，不应该强迫患者反复听一首曲子或厌烦的乐曲，或参加不喜欢的表演及交流活动，否则会适得其反。

治疗后患者疲劳感减轻，有提神醒脑的作用；有头痛症状者疼痛缓解；头、面部、颈项部肌肉紧张感缓解，治疗完成后较为放松；夜间睡眠质量提高；心情舒畅，焦虑情绪缓解。